全国中医药行业高等教育"十四五"创新教材
长春中医药大学研究生系列创新教材

温病条辨精选原文评析

（供中医学、中西医临床医学、针灸推拿学等专业用）

主　编　岳冬辉

全国百佳图书出版单位
中国中医药出版社
·北 京·

图书在版编目（CIP）数据

温病条辨精选原文评析/岳冬辉主编 . —北京：
中国中医药出版社，2022.3（2022.10 重印）
全国中医药行业高等教育"十四五"创新教材
ISBN 978-7-5132-5999-6

Ⅰ.①温… Ⅱ.①岳… Ⅲ.①《温病条辨》-中医
学院-教材 Ⅳ.①R254.2

中国版本图书馆 CIP 数据核字（2021）第 262610 号

中国中医药出版社出版

北京经济技术开发区科创十三街 31 号院二区 8 号楼
邮政编码 100176
传真 010-64405721
河北省武强县画业有限责任公司印刷
各地新华书店经销

开本 787×1092 1/16 印张 10.25 字数 218 千字
2022 年 3 月第 1 版 2022 年 10 月第 2 次印刷
书号 ISBN 978-7-5132-5999-6

定价 40.00 元
网址 www.cptcm.com

服 务 热 线 010-64405510
购 书 热 线 010-89535836
维 权 打 假 010-64405753

微信服务号 zgzyycbs
微商城网址 https://kdt.im/LIdUGr
官 方 微 博 http://e.weibo.com/cptcm
天猫旗舰店网址 https://zgzyycbs.tmall.com

如有印装质量问题请与本社出版部联系（010-64405510）

全国中医药行业高等教育"十四五"创新教材

长春中医药大学研究生系列创新教材

编纂委员会

全国中医药行业高等教育"十四五"创新教材

长春中医药大学研究生系列创新教材

《温病条辨精选原文评析》编委会

主　　编　岳冬辉

副 主 编　周丽雅　陈凤芝

　　　　　崔　妍

编　　委　陈　锐　杨艳秋

　　　　　周庆莹　毕　岩

　　　　　张茂云　孙　健

前　言

　　教材建设是课程建设和人才培养的基础保障，教育部、国家发展改革委、财政部发布《关于加快新时代研究生教育改革发展的意见》（教研〔2020〕9号），《意见》指出："研究生教育肩负着高层次人才培养和创新创造的重要使命，是国家发展、社会进步的重要基石，是应对全球人才竞争的基础布局。"这为我们明确了要加强课程教材建设，规范核心课程设置，打造精品示范课程，编写遴选优秀教材，从而提升研究生课程的教学质量。在不断优化课程体系的同时，须创新教学方式，突出创新能力的培养。同时，在课程中融入思想政治教育内容，更加有利于提升研究生思想政治的教育水平。

　　长春中医药大学研究生系列创新教材涵盖了本校硕士研究生一级学科课程、二级学科课程和选修课程。本系列创新教材将长久积淀的学科优势、教学经验呈现其中，注重传承与创新相结合。在组建编纂委员会的过程中，我们邀请了相应学科领域的资深专家对教材内容进行审读，共设置了《内经理论与临床运用》《伤寒证象析要》《金匮要略方证辨析》《温病条辨精选原文评析》《温疫经方案例学》《中医健康管理理论与实践》《中医器械学》《中药化学专论》《中药分析学专论》《高级健康评估》《循证护理学》《卫生事业管理学理论与实践》《预防医学理论与方法》《生物化学与分子生物学》14本分册，编写过程中突出以下"五性"特色。

　　1. 科学性：力求编写内容符合客观实际，概念、定义、论点正确。

　　2. 实用性：本系列创新教材主要针对硕士研究生，编写的内容符合实际需求。

　　3. 先进性：医学是一门不断更新的学科，本系列创新教材的编写过程中尽可能纳入最新的科学技术，避免理论与实际脱节。

　　4. 系统性：充分考虑各学科的联系性，注意衔接性、连贯性及渗透性。

　　5. 启发性：引导硕士研究生在学习过程中不断发现问题、解决问题，更好地体现教材的创新性。

　　本系列创新教材在编写过程中得到了中国中医药出版社的大力支持，编写过程中难免有不足之处，敬请广大师生提出宝贵意见，以便修订时提高。

长春中医药大学研究生系列创新教材编纂委员会

2021 年 9 月

编写说明

学习研究温病经典原文、传承温病理论精华、发挥温病理论在防治传染性和感染性疾病的特色优势，对当今提高传染病防治水平有着重要的指导作用和现实意义。《温病条辨》作为中医经典著作之一，是温病学核心理论的代表著作，为清代著名温病学家吴鞠通所著。书中系统阐述了温病学的重要理论，并对各种常见温病提出了具体的诊治思路和理法方药，丰富了温病学的证治内容，完善了中医学辨证论治体系，有着很高的理论水平和实用价值。该书不仅是诊治温病的重要参考书，更是学习、研究和掌握中医药学的必读之书。

温病条辨一直是长春中医药大学硕士研究生的必修课，深受学生的喜爱和好评。该课程重点讲授原著中重要原文，并进行深入解读，以使学生深刻领悟温病理论的精髓。本教材汇集了多年来长春中医药大学研究生教学的研究成果。

本教材分为上篇、中篇、下篇和附篇四部分。上篇、中篇、下篇为主体内容，以《温病条辨》原著中"卷一·上焦篇""卷二·中焦篇""卷三·下焦篇"为核心。所选原文以"清·问心堂刻本"为蓝本，原文根据《中医古籍珍本集成·温病卷·温病条辨》进行校对。本教材共精选重要原文75条，其中上焦篇31条，中焦篇29条，下焦篇14条，杂说治病法论1条，涵盖了中医经典能力等级考试温病学篇《温病条辨》中一、二、三级所有原文。每条分为【原文】【词解】【提要】【析义】【医家解读】【名家临证指要】【现代研究】7个部分，以便学生掌握经典原文的精髓，领略名方临证要旨，了解现代研究进展，做到传承精华，守正创新。

附篇精选吴鞠通医案16则，涵盖了吴氏临证治疗风温、湿温、暑温、伏暑、秋燥、瘟疫、温毒等医案，每一案都进行了详细评析。在基于临床真实世界的前提下，重点评析了吴氏临床施治过程中源于经典的思维，包括审因论治的思路、理法方药的特色、配伍化裁的技巧等。通过对吴鞠通典型医案的分析，以使温病大家的临床经验、学术思想得到很好的传承，也可以使学习者、研究者在学习和研读之际得到启发。本教材对学习温病经典、提高临床辨证论治水平颇有参考价值。

本教材由长春中医药大学基础医学院温病教研室的教师及相关专家、学者共同编写。上焦篇由杨艳秋、周庆莹、张茂云编写；中焦篇由崔妍、毕岩、陈凤芝编写；下焦篇由孙健、周丽雅编写；附篇由岳冬辉、陈锐编写。崔妍负责上篇统稿，岳冬辉负责中篇统稿，周丽雅负责下篇统稿，陈凤芝负责附篇统稿，全稿由岳冬辉负责统稿及定稿。

本教材在编写过程中，得到了温病学诸多前辈的指导。北京中医药大学的刘景源教授，南京中医药大学的马健教授对本教材的编写提出了许多宝贵意见。长春中医药大学温病学硕士研究生张雯迪、张林枝、崔迪在本教材编写过程中承担了一些协助工作，在此一并表示衷心的感谢！

本教材的编写对我们而言是一次尝试，不足之处恳请同道专家提出宝贵意见，以便再版时完善和提高。

《温病条辨精选原文评析》编委会

2021 年 9 月

目 录

下篇　下焦篇、杂说原文精选

附篇　吴鞠通医案精选

上 篇 上焦篇原文精选

一、上焦篇 1

【原文】

温病者：有風溫、有溫熱、有溫疫、有溫毒、有暑溫、有濕溫、有秋燥、有冬溫、有溫瘧。

此九條，見於王叔和《傷寒例》中居多，叔和又牽引《難經》之文以神其說。按時推病，實有是證，叔和治病時，亦實遇是證。但叔和不能別立治法，而敍於《傷寒例》中，實屬蒙混，以《傷寒論》爲治外感之妙法。遂將一切外感悉收入《傷寒例》中，而悉以治傷寒之法治之。後人亦不能打破此關，因仍苟簡，千餘年來，貽患無窮，皆叔和之作俑[1]，無怪見駁於方有執、喻嘉言諸公也。然諸公雖駁叔和，亦未曾另立方法，喻氏雖立治法，仍不能脫却傷寒圈子，弊與叔和無二，以致後人無所遵依。本論詳加考核，準古酌今，細立治法，除傷寒宗仲景法外，俾四時雜感，朗若列眉[2]；未始非叔和有以肇其端，東垣、河間、安道、又可、嘉言、天士宏其議，而瑭得以善其後也。

風溫者，初春陽氣始開，厥陰行令，風夾溫也。溫熱者，春末夏初，陽氣弛張，溫盛爲熱也。溫疫者，癘氣流行，多兼穢濁，家家如是，若役使然也。溫毒者，諸溫夾毒，穢濁太甚也。暑溫者，正夏之時，暑病之偏於熱者也。濕溫者，長夏初秋，濕中生熱，即暑病之偏於濕者也。秋燥者，秋金燥烈之氣也。冬溫者，冬應寒而反溫，陽不潛藏，民病溫也。溫瘧者，陰氣先傷，又因於暑，陽氣獨發也。

按：諸家論溫，有顧此失彼之病，故是編首揭諸溫之大綱，而名其書曰《溫病條辨》。

【词解】

[1] 作俑：指创始，但具贬义。

[2] 朗若列眉：所见真切，如眉毛那样显而易见。

【提要】

温病的范围、种类及致病原因。

【析义】

本条明确提出温病是多种外感热病的总称，包括风温、温热、温疫、温毒、暑温、湿温、秋燥、冬温、温疟等九种温病。吴氏所言风温是初春之时感受风热之邪，首犯肺卫，以肺卫表热证为主的温病；温热是春末夏初之际，感受温热病邪，以里热证为主的温病，与春温类似；温疫乃感受兼夹秽浊的疫疠之气而成，发病后一般病情较急且危重，具有传染性和流行性；温毒是温邪之中夹有毒邪，病后可致头面肿大，或咽喉肿痛糜烂，或皮肤红肿发斑等局部热毒症状的温病；暑温、湿温吴氏皆归为暑病，暑温是盛夏时节感受暑热病邪，初起以暑热盛于阳明为主要表现的温病；湿温则是在夏末秋初的长夏季节，感受湿热病邪，初起以湿象偏盛为主要表现的温病；秋燥是感受秋季燥热病邪所致的一种温病；冬温是发于冬季，感受冬令反常之温气而致的一种温病；温疟是指人体的阴气已先耗伤，在夏季又感受了暑邪，主要表现为阳热亢盛特点的一种疟疾。九种温病，虽发于不同季节，但都具有温热的性质，因此都属于温病的范畴。

【医家解读】

方药中：本条根据温病的致病因素、发病季节及临床特点，把温病分为九种。从上述九种温病可以看出，温病的范围实际上已经包括了一年中各个季节的外感热病。这九种病名，中医临床上至今仍在沿用。因此，临证时可以按此对发生的外感急性热病进行诊断。而这些疾病发生与否，人体正气的强弱（即抗病能力的强弱）是决定因素。此九种温病，临床上必须注意致病因素和季节气候的变化，才能作出正确的诊断和治疗。

二、上焦篇 2

【原文】

凡病温者，始於上焦，在手太陰。

傷寒由毛竅而入，自下而上。始足太陽。足太陽膀胱屬水，寒即水之氣，同類相從，故病始於此。古來但言膀胱主表，殆未盡其義。肺者，皮毛之合也，獨不主表乎（按人身一臟一腑主表之理，人皆習焉不察。以三才大道言之：天爲萬物之大表，天屬金，人之肺亦屬金，肺主皮毛，經曰：皮應天，天一生水；地支始於子，而亥爲天門，乃貞元之會，人之膀胱爲寒水之腑；故俱同天氣，而俱主表也）！治法必以仲景六經次傳爲祖法。溫病由口鼻而入，自上而下，鼻通於肺，始手太陰。太陰金也，溫者火之氣，風者火之母，火未有不克金者，故病始於此，必從河間三焦定論。再寒爲陰邪，雖《傷寒論》中亦言中風，此風從西北方來，乃癘發[1]之寒風也，最善收引，陰盛必傷陽，故首鬱遏太陽經中之陽氣，而爲頭痛身熱等證。太陽陽腑也，傷寒陰邪也，陰盛傷人之陽也。溫爲陽邪，此論中亦言傷風，此風從東方來，乃解凍之溫風也，最善發泄，陽盛必傷陰，故首鬱遏過太陰經中之陰氣，而爲咳嗽自汗口渴頭痛身熱尺熱等證。太陰陰臟也，溫熱陽邪也，陽盛傷人之陰也。陰陽兩大法門之辨，可瞭然於心目間矣。

【词解】

［1］鬐（bì 必）发：指寒冷的风。

【提要】

温病病邪侵入的途径与定位。

【析义】

本条原文提出温邪侵入人体，首先侵入上焦手太阴肺经。从人体脏腑来说，上焦包括肺与心，温病病邪，首先从口鼻而入，自上而下，鼻通于肺，故温病始于肺，故曰："凡病温者，始于上焦。""手太阴"指手太阴肺经经脉。这与叶天士"温邪上受，首先犯肺"的论点是一致的。温邪由口鼻而入，鼻气通于肺，肺与皮毛相合而统卫气。病邪侵入，肺卫首当其冲，所以表现的症状，亦是肺卫之表证，故曰"在手太阴"。

【医家解读】

1. 叶霖：《经》云水火者，阴阳之征兆也。左右者，阴阳之道路也。王安道言伤寒初感，其脉多盛于左部，温邪始病，其脉多盛于右部，左属血，右属气，此阴阳血气寒温之辨也。

2. 杨进：吴氏提出："凡病温者，始于上焦，在手太阴。"这一论点是针对多种温病的发病特点而提出的，特别是本章开头中所提出的"风温、温热、温疫、温毒、冬温"等温病，其初起发病的特点往往表现为上焦肺卫症状，并以此作为与伤寒病起于足太阳膀胱经之区别。古代医家虽然已有人指出，即使伤寒，病之初起也多先犯于肺，但仍然有把足太阳膀胱经作为伤寒初起发病部位的传统，吴氏提出与传统不同的观点，肯定是有其积极意义的。

三、上焦篇3

【原文】

太陰[1]之爲病，脉不緩不緊而動數，或兩寸獨大，尺膚[2]熱，頭痛，微惡風寒，身熱自汗，口渴，或不渴，而咳，午後熱甚者，名曰温病。

不緩，則非太陽中風矣；不緊，則非太陽傷寒矣；動數者，風火相煽之象，經謂之躁；兩寸獨大，火克金也。尺膚熱，尺部肌膚熱甚，火反克水也。頭痛、惡風寒、身熱自汗，與太陽中風無異，此處最足以相混，於何辨之？於脈動數，不緩不緊，證有或渴，或咳，尺熱，午後熱甚辨之。太陽頭痛，風寒之邪，循太陽經上至頭與項，兩項强頭痛也。太陰之頭痛，肺生天氣，天氣鬱，則頭亦痛也，且春氣在頭，又火炎上也。吴又可謂浮泛太陽經者，臆説也。傷寒之惡寒，太陽屬寒水而主表，故惡風寒；温病之惡寒，肺合皮毛而亦主表，故亦惡風寒也。太陽病則周身之陽氣鬱，故身熱；肺主化氣，肺病不能化氣，氣鬱則身亦熱也。太陽自汗，風疏衛也；太陰自汗，皮毛開也，肺亦主衛。渴，火克金也。咳，肺氣鬱也。午後熱甚，濁邪歸下，又火旺時也，又陰受火克之象也。

【词解】

[1] 太阴：指手太阴，即温病初期，病位在手太阴肺。

[2] 尺肤：由"寸口"的尺部脉起，到肘关节"尺泽穴"处止的一段皮肤。为古代"切诊"内容之一，叫"尺肤诊"。

【提要】

温病初起的脉证表现。

【析义】

手太阴温病即温病初起，由于温邪外袭卫表，肺卫失宣，开阖失常，主要表现为尺肤部发热，头痛，恶风寒较轻，全身发热、午后明显，自汗，口渴或不渴，咳嗽等症。温病初起的脉象既不是太阳中风的浮缓脉，又不是太阳伤寒的浮紧脉，而是脉来躁动快速，或两手的寸脉较关脉、尺脉明显大而有力，以示风火相煽之象，强调温病初起表热证的特点。

【医家解读】

方药中：午后发热或午后热甚的病证，一般有以下三种情况：其一，阴虚发热，此类发热，除午后发热为甚的特征外，其他临床表现，均有阴虚证征象，如文中所述：脉数或两寸独大，身热，自汗，口渴等；其二，血瘀发热，此类发热一般也多在午后，但有血瘀证征象，如癥瘕积聚，口渴不欲饮、含漱为快，脉沉涩等；其三，湿热发热，此类发热一般也都在午后，但有湿热证征象，如本书上焦湿温第四十三条中所述"头痛恶寒，身重疼痛，舌白不渴，脉弦细而濡，面色淡黄，胸闷不饥，午后身热，状若阴虚，病难速已"等。本条在午后发热或午后热甚的辨证论治方面，提出了鉴别诊断的重要依据。

四、上焦篇4

【原文】

太陰風溫、溫熱、溫疫、冬溫，初起惡風寒者，桂枝湯主之；但熱不惡寒而渴者，辛涼平劑銀翹散主之。溫毒、暑溫、濕溫、溫瘧，不在此例。

按仲景《傷寒論》原文，太陽病（謂如太陽證，即上文頭痛身熱惡風自汗也），但惡熱不惡寒而渴者，名曰溫病，桂枝湯主之。蓋溫病忌汗，最喜解肌，桂枝本爲解肌，且桂枝芳香化濁，芍藥收陰斂液，甘草敗毒和中，薑、棗調和營衛，溫病初起，原可用之。此處卻變易前法，惡風寒者主以桂枝，不惡風寒主以辛涼者，非敢擅違古訓也。仲景所云不惡風寒者，非全不惡風寒也，其先亦惡風寒，迨既熱之後，乃不惡風寒耳，古文簡、質，且對太陽中風熱時亦惡風寒言之，故不暇詳耳。

蓋寒水之病，冬氣也，非辛溫春夏之氣，不足以解之，雖曰溫病，既惡風寒，明是溫自內發，風寒從外搏，成內熱外寒之證，故仍舊用桂枝辛溫解肌法，俾得微汗，而寒熱之邪皆解矣。溫熱之邪，春夏氣也，不惡風寒，則不兼寒風可知，此非辛涼秋金之氣，不足以解之。桂枝辛溫，以之治溫，是以火濟火也，故改從《內經》"風淫於內、治以辛涼、佐以苦甘"法。

桂枝湯方

桂枝六錢　芍藥三錢（炒）　炙甘草二錢　生薑三片　大棗（去核）二枚

煎法服法，必如《傷寒論》原文而後可，不然，不惟失桂枝湯之妙，反生他變，病必不除。

辛涼平劑銀翹散方

連翹一兩　銀花一兩　苦桔梗六錢　薄荷六錢　竹葉四錢　生甘草五錢　芥穗四錢　淡豆豉五錢　牛蒡子六錢

上杵爲散，每服六錢，鮮葦根湯煎，香氣大出，即取服，勿過煮。肺藥取輕清，過煮則味厚而入中焦矣。病重者，約二時[1]一服，日三服，夜一服；輕者三時一服，日二服，夜一服；病不解者，作再服。蓋肺位最高，藥過重，則過病所，少用又有病重藥輕之患，故從普濟消毒飲時時輕揚法。今人亦間有用辛涼法者，多不見效，蓋病大藥輕之故，一不見效，遂改弦易轍，轉去轉遠，即不更張，緩緩延至數日後，必成中下焦證矣。胸膈悶者，加藿香三錢、鬱金三錢，護膻中；渴甚者，加花粉；項腫咽痛者，加馬勃、元參；衄者，去芥穗、豆豉，加白茅根三錢、側柏炭三錢、梔子炭三錢；咳者，加杏仁利肺氣；二三日病猶在肺，熱漸入裏，加細生地、麥冬保津液；再不解，或小便短者，加知母、黃芩、梔子之苦寒，與麥、地之甘寒，合化陰氣，而治熱淫所勝。

方論：按溫病忌汗，汗之不惟不解，反生他患。蓋病在手經，徒傷足太陽無益；病自口鼻吸受而生，徒發其表亦無益也。且汗爲心液，心陽受傷，必有神明內亂、譫語癲狂、內閉外脫之變。再，誤汗雖曰傷陽，汗乃五液之一，未始不傷陰也。

【词解】

[1] 时：时辰，古代将一日分为十二个时辰，每一时辰即今之两个小时。

【提要】

太阴风温、温热、温疫、冬温等初起邪犯肺卫的治法及治忌。

【析义】

风温、温热、温疫、冬温，此4种温病初起，皆可出现邪在肺卫的表现。吴氏以"恶风寒"和"不恶寒"作为使用辛温与辛凉剂的标准。恶风寒明显，是表邪偏盛，用辛温之剂桂枝汤外散表邪，但不可过用辛温峻汗之剂，以免助热化燥；"但热不恶寒而渴"，用银翘散辛凉以疏解之。本方宗喻嘉言"芳香逐秽"之说，用药以辛凉为主，稍佐辛温芳香之品，共成辛凉平和之剂。方中银花、连翘相须为用，清、透兼施，郁、热兼顾，透邪不伤津，清热不遏气；大队辛凉中配以小量辛温（芥穗、豆豉），温而不燥，又不悖辛凉之旨。吴氏对温病初起忌汗的论述颇为精辟，所谓"忌汗"是指麻、桂等辛温发汗之品，非指桑、菊、薄荷等辛凉透邪之类。

条文中所说的"温毒、暑温、湿温、温疟，不在此例"，是强调温毒、暑温、湿温、温疟在发病初起时多不是邪在肺卫之证，故不可用银翘散。然温毒在初起时也往往可见邪在肺卫的表现，银翘散亦可酌情使用，不能一概而论。

【医家解读】

孟澍江：本节对如何正确煎服银翘散有明确要求：其一，将药物制成散剂后再进行煎煮，这样不仅可以减少每次用药量，而且可以使药物的有效成分易于煎出。其二，"香气大出，即取服"，不能过煎，这种轻煎法符合"治上焦如羽"的治则，可以避免药物中挥发性有效成分的丧失。其三，采取频服的方法，即每4小时或6小时服1次，这对于急性外感热病的治疗而言非常重要。

【名家临证指要】

蒲辅周以银翘散加减治发热案：霍某，男，8个月。患者发热2天，咽喉红，无汗，四肢时凉时热。今日体温40.1℃，呛咳，口干欲饮，腹微满，大便2日未解，小便多。舌正红，苔薄白，脉浮数。属上焦风热闭结，治宜清宣法。处方：金银花3g，连翘3g，僵蚕4.5g，升麻2.4g，荆芥2.4g，桔梗3g，香豆豉15g，射干2.4g，薄荷2.1g（后下），竹叶3g，芦根12g，甘草2.4g，葱白3寸（后下）。1剂而愈。

按：患者虽高热，咽红，腹微满，大便不畅，然其无汗，呛咳，苔薄白，脉浮数，提示表气郁闭不开则高热不退，热不退则肺胃不和，故治当以开表气之郁，郁开热退，其证可愈。蒲老用银翘散加减，加葱白意在增强开闭之力。如内热较盛，当加重清热之力。

【现代研究】

银翘散加减方现代药理学研究[①]：银翘散具有解热、镇痛、抗菌、抗病毒、解毒、抗炎、抗过敏等作用，其能增强炎性灶巨噬细胞对异物的吞噬能力，对多种类型变态反应均有明显的抗过敏作用，其抗过敏活性主要是通过抗组胺作用而实现；其在体外有广谱抗菌作用并有明显的抗病毒作用，在体内也表现出明显减少病毒引起的死亡的作用；对乙型溶血性链球菌等9种细菌有不同程度的抑菌作用，对小鼠金黄色葡萄球菌感染有一定保护作用。

参考文献：

①陈巧谋，黄礼杰，王炜. 银翘散的临床应用与药理实验研究［J］. 湖南中医药导报，2003（9）：37 – 39.

五、上焦篇6

【原文】

太陰風温，但咳，身不甚熱，微渴者，辛涼輕劑桑菊飲主之。

咳，熱傷肺絡也。身不甚熱，病不重也。渴而微，熱不甚也。恐病輕藥重，故另立輕劑方。

辛涼輕劑桑菊飲方

杏仁二錢　連翹一錢五分　薄荷八分　桑葉二錢五分　菊花一錢　苦梗二錢　甘草八分　葦根二錢

水二杯，煮取一杯，日二服。二三日不解，氣粗似喘，燥在氣分者，加石膏、知母；舌絳暮熱，甚燥，邪初入營，加元參二錢，犀角一錢；在血分者，去薄荷、葦根，加麥冬、細生地、玉竹、丹皮各二錢；肺熱甚加黃芩；渴者加花粉。

方論：此辛甘化風、辛涼微苦之方也。蓋肺爲清虛之臟，微苦則降，辛涼則平，立此方所以避辛温也。今世僉[1]用杏蘇散通治四時咳嗽，不知杏蘇散辛温，只宜風寒，不宜風温，且有不分表裏之弊。此方獨取桑葉、菊花者：桑得箕星[2]之精，箕好風[3]，風氣通於肝，故桑葉善平肝風；春乃肝令而主風，木旺金衰之候，故抑其有餘，桑葉芳香有細毛，橫紋最多，故亦走肺絡而宣肺氣。菊花晚成，芳香味甘，能補金水二臟，故用之以補其不足。風温咳嗽，雖係小病，常見誤用辛温重劑銷鑠[4]肺液，致久嗽成勞者不一而足。聖人不忽于細，必謹於微，醫者於此等處，尤當加意也。

【词解】

[1] 僉（qiān 签）：全，都。

[2] 箕星：为星宿名，即二十八宿之一，青龙七宿的末一宿。

[3] 箕好风：指箕星的出现，标志着多产生相应的和风气候，出自《尚书·洪范》："庶民唯星，星有好风，星有好雨……"。

[4] 销铄：原意为熔化，此处为消耗之意。

【提要】

风热犯肺以咳为主的证治。

【析义】

本条强调主症为"但咳"，不甚热而口微渴，说明邪热不炽，津伤不重。乃由风热犯肺，肺失宣降所致，病情较轻，可用辛凉轻剂桑菊饮宣肺清热止咳。因其宣表透热的力量逊于"辛凉平剂"的银翘散，但方中杏仁肃降肺气、宣肺止咳作用较优，故称为"辛凉轻剂"。临证如出现呼吸气粗如喘等邪热盛于肺经气分的表现，可加入石膏、知母；如见身热夜甚、舌红绛、口干等热入营分的表现，可加用玄参、犀角；如病邪进一步深入血分，则去原方薄荷、芦根，加入麦冬、细生地、玉竹、牡丹皮；如肺热较甚，可加入黄芩；如口渴较明显，则加入天花粉。

【医家解读】

清·坐啸山人：治风温咳嗽，热伤肺络也，身不甚热微渴。桑叶善平肝风亦走肺络而宣肺气，菊花晚成甘芳能补金水二脏，气粗似喘燥在气分者，加石膏、知母；舌绛暮热甚燥，邪初入荣，加玄参二钱，犀角一钱；在血分者去薄荷、苇根，加麦冬、细生地、玉竹、丹皮各二钱；肺热甚加黄芩，渴者加花粉。《经》曰冬不藏精春必病温，又曰病温虚甚死，可见病温者，精气先虚。凡治风温、温热、温疫、冬温当预护其虚。此银翘散、桑菊饮之所以为妙，为清解肺胃治温主剂，至外寒搏内热及非时伤风皆可少投辛温。

【名家临证指要】

国医大师熊继柏以桑菊饮加减治新型冠状病毒肺炎轻症案[①]：张某，病程3天，体温最高36.7℃，现暂无发热（36.2℃），不怕冷，偶有咳嗽，咳浓痰，口干，无气急，无胸闷，无口苦，无口腻，大便干，饮食正常。舌红，苔薄黄。予桑菊饮加黄芩、贝母。处方：桑叶10g，菊花10g，苦杏仁10g，薄荷6g，连翘15g，芦根15g，桔梗10g，黄芩10g，浙贝母20g，甘草6g。7剂，每日1剂，早晚分服。

按：桑菊饮为"辛甘化风、辛凉微苦"之辛凉轻剂，"走肺络而宣肺气"长于宣肺止咳，清热力较弱，适用于低热，有表证，兼咳嗽者。吴鞠通在《温病条辨》中说"肺位最高，药过重，则过病所，少用又有病重药轻之患"，故熊老师在诊治本次疫病患者时，常以银翘散合桑菊饮或桑贝散加强宣肺之力。

【现代研究】

1. 桑菊饮治疗甲型H1N1流感的临床疗效研究：桑菊饮加减方配合炎琥宁或奥司他韦治疗甲型H1N1流感，可显著提高治愈率、好转率，并且能够缩短治疗时间，更有效地缓解各种症状，效果可靠，总体预后良好[②,③]。

2. 桑菊饮现代药理研究：研究表明桑菊饮具有抗病毒、抗炎及抗氧化等作用。其对禽流感病毒感染模型小鼠体温、体重、存活时间均有显著影响；可以降低血清炎症因子水平、肺泡中炎症细胞的数目及肺湿/干重比重[④]；能够抑制乙型溶血性链球菌、肺炎链球菌、金黄色葡萄球菌、绿脓假单胞菌、大肠埃希菌等；还具有抗氧化及保护线粒体、抗急性肺损伤、解热发汗、抑制肠蠕动和提高免疫功能等作用[⑤,⑥]。

参考文献：

① 陈青扬，刘佑辉，王伟，等. 国医大师熊继柏对新型冠状病毒肺炎的辨治方略 [J]. 湖南中医药大学学报，2020，40（3）：267－270.

② 韩亚芳. 桑菊饮联合炎琥宁治疗甲型H1N1流感144例临床观察 [J]. 中医药临床杂志，2010，22（5）：417－418.

③ 娄国强，荀运浩，施军平，等. 24例甲型H1N1流感的临床特征及桑菊饮加减治疗的疗效 [J]. 中华中医药学刊，2010，28（2）：368－369.

④刘忠华, 张薇, 林培政, 等. 不同中药复方对禽流感病毒感染模型小鼠的影响 [J]. 广州中医药大学学报, 2010, 27 (3): 208 – 213.

⑤杜新亮, 隋峰, 张畅斌, 等. 桑菊饮含药血清对小鼠巨噬细胞 Toll 样受体表达的影响 [J]. 中国实验方剂学杂志, 2010, 16 (1): 57 – 61.

⑥潘梓烨, 常念伟, 周梦鸽, 等. 桑菊饮抗炎活性成分筛选与单体验证 [J]. 中草药, 2016, 47 (8): 1289 – 1296.

六、上焦篇7

【原文】

太陰溫病，脈浮洪，舌黃，渴甚，大汗，面赤，惡熱者，辛涼重劑白虎湯主之。

脈浮洪，邪在肺經氣分也。舌黃，熱已深。渴甚，津已傷也。大汗，熱逼津液也。面赤，火炎上也。惡熱，邪欲出而未遂也。辛涼平劑焉能勝任，非虎嘯風生，金飆[1]退熱，而又能保津液不可，前賢多用之。

辛涼重劑白虎湯方

生石膏（研）一兩　知母五錢　生甘草三錢　白粳米一合

水八杯，煮取三杯，分溫三服，病退，減後服，不知，再作服。

【词解】

[1] 金飆（biāo 标）：飆，狂风。金飆，即秋天的狂风。

【提要】

邪入气分肺胃热盛的证治。

【析义】

太阴温病脉洪数有力，提示邪入气分，里热亢盛。热盛伤津，故口渴重，舌苔黄；里热炽盛，迫津外泄，故大汗出；里热上炎，故满面红赤，不恶寒反恶热；因里热亢盛，桑菊饮、银翘散等辛凉轻、平剂已不能胜任，故用辛凉重剂白虎汤清热保津。方中石膏辛寒透热解肌，清热降火；知母滋阴清热，助石膏清解邪热；粳米、甘草甘平养胃，益气调中。诸药合用，具有较强的清泄气分无形邪热作用。

【医家解读】

方药中：白虎汤为清热、养阴、保津重剂，不但适用于外感热病里热炽盛者，而且还适用于一些有阴虚内热见症的其他病证，例如糖尿病症见烦渴引饮、消谷善饥者；甲状腺功能亢进症见汗出、烦渴、消谷善饥、面赤者，均可应用本方取得疗效。吴氏不仅用白虎汤清阳明气分之热，而且又用于治手太阴肺经气分之热，这是吴氏的临证经验。

【名家临证指要】

1. 岳美中以白虎汤加减治感冒持续高热案：汪某，男性，54 岁。患感冒发热，于 1971 年 6 月 12 日入某医院。在治疗中身热逐步上升，到 14 日达 38℃。曾屡进西药退热剂，旋退旋起，8天后仍持续发热达38.8℃，6月22日由中医治疗。诊察证候，口渴汗出，咽微痛，脉象浮大，舌苔薄黄，认为温热已入阳明经，内外虽俱大热，但尚在气分，不宜投芩连苦寒之剂，因疏白虎汤加味以治。处方：生石膏60g，知母12g，粳米12g，炙甘草9g，鲜茅根30g（后下），鲜芦根30g，连翘12g。水煎，米熟汤成，温服。下午及夜间，连进2剂，热势下降到38℃。23日，又按原方续进2剂，热即下降到37.4℃。24日，原方石膏量减至45g，进1剂。25日又进1剂，体温已正常，口不渴，舌苔退。

按：本案患者持续高热，屡用西药退热，时常反复，故采用中药治疗，诊其口渴汗出，咽痛，舌苔薄黄，脉象浮大，提示温热已入阳明，故用白虎汤清气分大热，加鲜茅根清热凉血，连翘清热解毒，鲜芦根清热生津，顾护阴津。

2. 赵绍琴以白虎汤加减治暑温误汗肢厥喘急案：钱某，男，51岁。初诊：两天来身热头晕，阵阵恶寒，右脉洪大而数，左手略小，面赤口渴，头汗出较多。昨服藿香正气散加减方，服药后，汗出更多，夜间四肢发冷，今晨面色苍白，两脉虚大而芤，遍体汗出，口渴欲饮，心慌气短，神志欠清，喘息气急，舌苔白腻。此暑温热蕴，津液大伤。本当益气兼以折热，误服辛散伤津之品。急予益气生津、达热出表，防其神昏致厥。生石膏30g（先煎），知母15g，生甘草10g，粳米30g，生黄芪30g，五味子10g，西洋参粉6g（冲服）。即刻先服1剂。

二诊：药后汗出已止，身热渐退，口渴、喘息皆止，已能安眠，小溲甚少，两脉已由虚大而芤转为细弱小滑，头面汗出甚少，面仍略红，口干渴亦见缓解。暑温误汗之后，正气大伤，津液过耗，昨服益气生津之品，虽见小效，尚不足恃。再以甘温益气、甘寒生津、兼以祛暑，以观其后。原方减石膏为15g，加党参12g。2剂。

三诊：前药连投2剂之后，身热已退净，而汗出亦止，喘息已平，口仍干渴，面色正常，精神好，两脉细弱且滑，大便通而小溲渐利。暑温误汗后，气津皆伤，今观舌质偏红，苔白略干，虽汗止气复，然阴津尚未全复。改用甘寒益气，兼祛虚热。饮食当慎，生冷黏甜皆忌。北沙参25g，太子参10g，生黄芪18g，五味子10g，麦冬12g，生白芍25g，鲜荷叶半张（撕碎入煎）。2剂。上药续服2剂，诸症悉平，食眠均佳，舌脉如常。再休息一周而恢复正常工作。

【现代研究】

1. 白虎汤退热作用研究：白虎汤能够降低内毒素，抑制炎症细胞因子或者直接抑制某些病原体的物质代谢，并可通过体液－神经反射系统负反馈调节体温调节中枢，减少炎症因子分泌，从而达到退热目的；可有效抑制细胞因子的释放，调节机体免疫功能，促进肠蠕动，降低内生性致热源和中枢致热介质，拮抗自由基损伤等[1][2]。

2. 白虎汤临床应用：白虎汤除用于温病、伤寒、中暑等外感病外，亦广泛用于流行热病的高热阶段。如外感高热、肺感染、风湿热、中暑、流行性乙型脑炎、流行性出血热、钩端螺旋体病、肠伤寒、麻疹等中医辨证属阳明气分实热者。白虎汤加减方在治疗口腔并发症、呼吸道感染、病毒性脑炎、鼻窦炎、病毒性肠炎、扁桃体炎、急性牙源性感染、三叉神经痛等多种炎症性疾病也有报道[3]。

参考文献：

①班文文. 白虎汤退热机制文献研究及其类方临床应用研究 [D]. 南昌：江西中医药大学，2019.

②吕邵娃，苏红，郭玉岩，等. 白虎汤的临床应用及药理作用研究进展 [J]. 河北中医药学报，2017，32（1）：55－59.

③齐峰，盖丽娟. 白虎汤证的现代研究 [J]. 大家健康（学术版），2013，7（12）：37－38.

七、上焦篇8

【原文】

太阴温病，脉浮大而芤[1]，汗大出，微喘，甚至鼻孔扇者，白虎加人参汤主之；脉若散大[2]者，急用之，倍人参。

浮大而芤，几於散矣，阴虚而阳不固也。补阴药有鞭长莫及之虞，唯白虎退邪阳，人参固正阳。使阳能生阴，乃救化源欲绝之妙法也。汗涌，鼻扇，脉散，皆化源欲绝之徵兆也。

白虎加人参汤方

即於前方内加人参三錢。

【词解】

[1] 芤（kōu 抠）脉：脉浮大而中空无力。

[2] 脉散大：脉大散而无力，重按则无。

【提要】

温病气分高热，伤津耗气，阳气欲脱的证治。

【析义】

温病气分大热，高热汗出，邪热炽盛，脉应洪大有力，现脉反见浮大而中空无力，为津气大伤、阳气欲脱之危象；微喘，是热蒸汗出、肺气大伤、气阴亏耗、实中夹虚之症。里热不解，气阴两伤、邪实正虚，故用白虎汤清气分大热，用人参以固守阳气；如见散大之脉，乃高热伤阴、阴不敛阳、阳欲暴脱之危象，施以救化源欲绝之法，倍用人参益气固脱急救之。

【医家解读】

刘景源：本证属实中夹虚证，是因热邪消耗而导致津气两伤，从正邪两方面的关系来讲，还是以邪气盛为主，所以仍然呈高热状态而恶寒仅见于背部，既不同于表证的发热恶寒，又不同于阳虚证的全身寒冷。本证的大汗出与单纯的肺胃热炽也有所不同，它既有高热迫津外泄的原因，也有气虚不能敛津的原因。微喘鼻扇与喘急鼻扇不同，喘急是热邪迫肺所致，微喘则是肺气不足、少气不足以息的征兆。从脉象来看，洪大而芤是指轻取洪大，但按之豁然而空。脉管空虚是因为津液大伤不能充脉所致，轻取洪大是因为津亏不能敛气而致脉管中的阳气浮越，支撑脉管，使它仍然维持洪大状态，由于脉中津伤气浮，所以按脉如按葱管，稍用力就空瘪了。如果再继续发展，津气耗伤更重，以致阳气失去支撑能力，脉搏就微细欲绝了。

【名家临证指要】

1. 余无言以白虎加人参汤加减治温病案：陈某，女，42岁。初诊：某年端午前。主诉：端午节前3日患发热，初为恶寒发热，旋即但热不寒，濈濈然自汗出。至第三日，大汗如洗，大渴引饮，欲得冰水为快。诊察：患者仰卧地上，赤膊赤足，周身潮红，烦躁不安，反复颠倒，自汗如珠、滚滚不已，四肢微厥，胸部扪之炙手。脉洪大而数，重按之则微芤。舌色绛而干，毫无润气。辨证：热病，阳明经证。处方：白虎人参汤加花粉。生石膏90g，知母24g，炙甘草9g，党参12g，天花粉12g，粳米30g。服汤药后不到2小时汗出热退、烦躁渐停。续服二煎，得睡一夜未醒。次日晨，其病如失。

按：本案患者发病初起恶寒发热，为邪在肌表，旋即但热不寒，表邪入里，里热蒸腾，赤膊赤足，周身潮红，胸部炙手；里热迫津外泄，自汗如珠；里热扰神，烦躁不安。然虽胸部炙手，但四肢微厥；虽舌绛而干，但毫无润气；虽脉洪大而数，但重按则微芤，提示气阴大伤，故用白虎汤清阳明经热，加党参、天花粉顾护气阴。

2. 吴佩衡以白虎加人参汤加减治春温误汗案：王某，男，25岁。患温病四日，前医以九味羌活汤加葛根、柴胡、紫苏等与服之，服后汗出未解，发热更甚。延余诊视，病者壮热，恶热而烦渴，喜冷饮，头疼，但头汗出，面赤而垢，鼻干而喘，唇赤口燥，苔黄而无津，小便短赤，大便三日不解。此系春温病误用辛温发汗，耗伤阴液而成阳明经热之证，以人参白虎汤加麦冬治之。方：生石膏30g（碎，布包），知母20g，沙参15g，麦冬12g，甘草6g，粳米10g。连服二盏，竟仰卧而寐，数刻则全身大汗淋漓，热势渐退。次日复诊，烦渴已止，脉静身凉，继以生脉散加生地黄、白芍，1剂霍然。方：沙参16g，麦冬13g，五味子6g，生地黄13g，白芍13g，甘草6g。

按：本案为春温误汗的案例。春温应以辛凉清热剂治之。前医却以九味羌活汤加味辛温祛湿，兼清里热，汗出未解，热势加重。医者诊为辛温误治后，阴液受损而成阳明热盛，故以白虎汤清阳明经热，加沙参、麦冬养阴生津。

【现代研究】

白虎加人参汤退热药理研究[①]：白虎加人参汤具有解热及缩短发热时间的作用，对于病毒性发热性疾病，给予本方可缩短发热时间。在烧伤后早期应用本方能有效地降低血浆中肌钙蛋白，对严重烧伤造成的心肌损害具有保护作用。此外，其还具有抗糖尿病、增强免疫、抗炎抑敏作用。

参考文献：

①张保国，刘庆芳. 白虎加人参汤药理研究及其临床应用 [J]. 中成药，2012，34（5）：918－921.

八、上焦篇9

【原文】

白虎本爲達熱出表^[1]，若其人脈浮弦而細者，不可與也；脈沉者，不可與也；不渴者，不可與也，汗不出者，不可與也；常須識此，勿令誤也。

此白虎之禁也；按白虎慓悍，邪重非其力不舉，用之得當，原有立竿見影之妙，若用之不當，禍不旋踵^[2]。懦者多不敢用，未免坐誤事機；孟浪者，不問其脈證之若何，一概用之，甚至石膏用至觔餘之多，應手而效者固多，應手而斃者亦復不少。皆未眞知確見其所以然之故，故手下無準的也。

【词解】

[1] 达热出表：指白虎汤的作用机制，即里热炽盛而浮越于表。

[2] 旋踵：踵，指脚后跟。旋踵，即指转身。

【提要】

白虎汤的禁忌证。

【析义】

白虎汤是治疗太阴温病高热、大汗、大渴、脉洪数有力，表里皆热的代表方剂。如见身热脉浮弦而细，是阴虚外感之证，虽有内热，乃阴虚内热，非白虎汤所宜；如身热脉沉有力，多为阳明腑实证，当攻下；如身热脉沉无力，是肾阳虚衰，虚阳外越之真寒假热证，不宜用白虎汤；不渴说明里热不盛，肺胃津液未伤，或湿热不化，不宜用白虎汤；身热汗不出，或因寒邪束表，津不外达，或因津液大伤，化汗乏源，当养阴生津，皆不宜用白虎汤治疗。

【医家解读】

刘景源：白虎汤的方剂组成非常严谨，既能清气泄热，又能保胃气、存津液，是临床治疗肺胃热炽的代表方剂。白虎汤的四禁中，两禁讲脉象，两禁讲症状，但不要把它看成是讲脉象与症状，四句皆是在讲病机，是说脉象不相符、症状不相符，意味着病情不相符、病机不同，故不能用白虎汤。

【名家临证指要】

王孟英治白虎汤误用案^①：朱某，年过花甲，患感于季冬。始服温散，苔色转黑。即投白虎，胸胁大痛，面赤不眠，口干气逆，音低神惫，溺赤便溏，医者俱云不治。孟英切脉，虚数而弦，是真阴素乏，痰多气郁。分析：自夏徂冬，亢旱已极，所伏之邪，无非燥热，稍一温散，火即燎原。一旦黑苔，即投白虎，而不知其枢机窒滞，气道不舒，且阴液耗伤，亦非白虎所能胜任。予沙参、苇茎、竹茹、冬瓜子、丝瓜络展气开痰；苁蓉、当归、紫石英、冬虫夏草潜阳镇逆。复杯即减，旬日而瘥。

【现代研究】

见上焦篇第 7 条。

参考文献：

. ①刘桂珍．王孟英匡谬案选评［J］．中医药研究，1999（04）：3 - 5.

九、上焦篇 10

【原文】

太陰溫病，氣血兩燔[1]者，玉女煎去牛膝加元參主之。

氣血兩燔，不可專治一邊，故選用張景岳氣血兩治之玉女煎。去牛膝者，牛膝趨下，不合太陰證之用。改熟地爲細生地者，亦取其輕而不重，涼而不溫之義，且細生地能發血中之表也。加元參者，取其壯水制火，預防咽痛失血等證也。

玉女煎去牛膝熟地加細生地元參方（辛涼合甘寒法）

生石膏一兩 知母四錢 元參四錢 細生地六錢 麥冬六錢

水八杯，煮取三杯，分二次服，渣再煮一鍾服。

【词解】

[1] 燔（fán 凡）：焚烧，形容热盛。

【提要】

温病气血两燔的证治。

【析义】

温病气分热邪未解，营血之热又盛，用玉女煎去牛膝加玄参治疗。吴氏对"玉女煎"原方（生石膏、熟地黄、麦冬、知母、牛膝）进行了调整，即去牛膝、加玄参，熟地黄改为细生地，为白虎汤合增液汤。气分有热，仍用白虎汤；热入营血，必伤阴津，合用增液汤，治疗温病"气血两燔"，师古而不泥古。

【医家解读】

孟澍江：本条提出了对气血两燔证治疗的原则为"不可专治一边"，即应清气与凉血并施。所用的方剂源于叶天士《临证指南医案》，方中以生地黄、玄参清血分之热，石膏、知母清气分之热，方中又有生地黄、玄参、麦冬、知母等养阴生津之品，是治疗气血两燔证的代表方。然而，方中所用的凉血药凉血解毒的作用对于重症的气血两燔病证来说，力量恐有不足，所以余霖在治疗气血两燔重症时又创清瘟败毒饮，增强了凉血解毒的作用。而本方一般用于气营两燔之证，有气营两清之功。另外，本条所列之方虽从玉女煎化裁而来，但所治病证与玉女煎已大相径庭。

【名家临证指要】

刘渡舟以玉女煎加减治牙龈肿痛案：郭某，女，38 岁。牙疼龈肿，鼻腔及牙龈时常衄血，心烦，口干舌燥，欲思冷饮，小便黄，大便正常。舌红少苔而干，脉洪大。此证为阳明胃经热盛，少阴阴虚不滋之候，治当清胃滋肾。处方：生石膏30g，知母10g，生地黄10g，麦冬12g，牛膝6g，丹皮10g。服2剂而诸症皆愈。

按：本案患者牙痛龈肿兼鼻衄、齿衄，足阳明胃经入上齿龈，手阳明大肠经入下齿龈，结合患者口干舌燥、欲饮冷、小便黄、脉洪大，为阳明经热盛津伤，然舌红少苔而干提示阴虚，故刘老用玉女煎加丹皮清胃滋肾。

【现代研究】

玉女煎现代药理研究[①]：玉女煎加减方能明显降低高血糖模型大鼠的血糖、血脂和各项血液流变性指标，降低糖尿病大鼠血清胃泌素和血浆胃动素水平，改善其胃肠消化及胃肠功能。本方能够缓解甲状腺功能亢进症的临床表现，如烦躁多动、心率加快、耗氧增加、体重减轻等。本方还能够减少牙周袋内炎症细胞浸润，使牙槽骨再生，对牙周炎具有一定治疗作用。加减玉女煎可显著降低动物心脏指数，升高血清一氧化氮浓度，降低心肌血管紧张素Ⅱ、内皮素－1、羟脯氨酸含量，升高心肌谷胱甘肽还原酶活性，表明复方加减玉女煎对心室重构具有明显的改善作用。玉女煎可显著缓解大鼠的阴虚血热证症状，改善胃出血溃疡症状，保护胃黏膜。

参考文献：

①程艳刚，荆然，谭金燕，等. 玉女煎临床应用及实验研究进展［J］. 辽宁中医药大学学报，2016，18（09）：221－224.

十、上焦篇 11

【原文】

太阴温病，血从上溢者，犀角地黄汤合银翘散主之。其中焦病者，以中焦法治之。若吐粉红血水者，死不治；血从上溢，脉七八至以上，面反黑者，死不治，可用清络育阴法。

血从上溢，温邪逼迫血液上走清道[1]，循清窍而出，故以银翘散败温毒，以犀角地黄清血分之伏热，而救水即所以救金也。至粉红水非血非液，实血与液交迫而出，有燎原之势，化源速绝。血从上溢，而脉至七八至，面反黑，火极而似水，反兼胜己之化[2]也，亦燎原之势莫制，下焦津液虧极，不能上济君火，君火反与温热之邪合德，肺金其何以堪，故皆主死。化源绝，乃温病第一死法也。仲子[3]曰：敢问死？孔子曰：未知生，焉知死。瑭以为医者不知死，焉能救生。细按温病死状百端，大纲不越五条。在上焦有二：一曰肺之化源绝者死；二曰心神内闭，内闭外脱者死。在中焦亦有二：一曰阳明太实，土克水者死；二曰脾鬱发黄，黄极则诸窍为闭，秽浊塞窍者死。在下焦则无非热邪深入，消烁津液，涸尽而死也。

犀角地黄湯方（見下焦篇）

銀翹散（方見前）

已用過表藥者，去豆豉、芥穗、薄荷。

【词解】

[1] 清道：此处指头面口鼻诸窍。

[2] 胜己之化：上言"火极似水"，即水胜火，火过亢盛，反有似水的表现。

[3] 仲子：即仲弓（仲由），孔子的学生之一，春秋时鲁国人。

【提要】

太阴温病血分证的证治。

【析义】

血从上溢，是指血从面部清窍而出。太阴温病，邪热深入血分，迫血伤络，使血液上循口鼻，表现为鼻衄、齿龈出血等症。病在血分，用犀角地黄汤清热凉血散血，叶天士总结为"入血就恐耗血动血，直须凉血散血"。方中犀角、生地黄配伍芍药（赤芍）、丹皮，既增清热凉血之力，又可散血祛瘀；病在上焦，肺络受损，用银翘散加减辛散肺热，保存阴液，正如吴氏所说"救水即所以救金"。若吐粉红色血水，或血从上溢，脉七八至以上，面反黑等情况，属于危重症。吴氏提出"可用清络育阴法"，即凉血安络，甘寒养阴法，用犀角地黄汤合黄连阿胶汤加减治疗。

【医家解读】

清·张璐：血得辛则温散，得苦寒则凝，此方另开寒冷散血之门，特创清热解毒之法，全在犀角通利阳明，以解地黄之滞，犹赖赤芍、牡丹下气散血，允为犀角、地黄之良佐，里实则加大黄，表热则加黄芩；脉迟，腹不满，自言满者，为无热，但依本方，不应则加桂心，此《千金》不言之秘，不觉为之发露。

【名家临证指要】

刘渡舟以犀角地黄汤加减治低热鼻衄案：孙某，男，20岁。患者低热、鼻衄已4年，服中、西药治疗无效。患者每于午后寒热往来，先恶寒头痛，继之发热，体温37.5℃～38℃，随之则鼻衄不止，衄后则头痛，发热随之减轻。面色萎黄，形体消瘦，纳差，口苦，二便尚可。舌边红，苔白腻，脉弦细。辨为少阳经郁热内伏，迫动营血，血热妄行之证。治宜和解少阳邪热、清火凉血止衄。方：柴胡15g，黄芩10g，水牛角15g，牡丹皮15g，白芍20g，生地黄30g。服7剂，寒热不发，鼻衄亦止。唯口苦、脉弦仍在，又与小柴胡汤加白芍、牡丹皮而愈。

按：案例为少阳枢机不利，气郁化热，动犯营血之证。《临证指南医案》言："血行清道，从鼻而出，古名曰衄……至于烦冗曲运，耗及木火之营，肝脏厥阴化火风上灼者……"患者寒热往来、头痛、脉弦细，邪在半表半里。舌红、鼻衄，为郁热动血之象。衄后热随血去，郁热得舒，故头痛、发热减轻。治宜清热凉血，兼疏解少阳郁热。用犀角地黄汤清营凉血止衄，合小柴胡汤之主药柴胡、黄芩，直入少阳，清解少阳枢机。刘老灵活运用犀角地黄汤合小柴胡汤，甚得古法。

【现代研究】

1. 犀角地黄汤合银翘散抗病毒药理研究：犀角地黄汤合银翘散及其含药血清可明显抑制流感病毒性肺炎小鼠肺泡巨噬细胞内炎症细胞因子、炎症递质、氧自由基的产生；能够抑制流感病毒感染引起的肺微血管内皮细胞黏附分子表达及机体的炎症级联反应[①]。

2. 犀角地黄汤抗炎作用和抗病理损伤药理研究：犀角地黄汤合银翘散可减少促炎因子的表达，以抑制炎症细胞跨越内皮/上皮屏障向肺泡腔浸润，减轻炎症损伤，该方可作用于病毒感染后炎症级联反应中多个环节而发挥治疗作用。其通过抑制流感病毒感染后肺组织中炎症介质的释放，改善病毒感染后大鼠肺微血管内皮细胞的通透性的升高，降低肺血管通透性，对病毒性肺炎中肺水肿的形成起到改善作用[②]。

参考文献：

① 范红江，王克林．银翘散的抗病毒作用研究进展［J］．世界中医药，2016，11（07）：1378-1380.

② 郭永胜，李文娟，张思超．犀角地黄汤的抗病毒研究进展［C］．中华中医药学会、北京中医药大学．第三次全国温病学论坛暨温病学辨治思路临床拓展应用高级研修班论文集，2016：235-239.

十一、上焦篇15

【原文】

太阴温病，寸脉大[1]，舌绛而乾，法当渴，今反不渴者，热在营中也，清营汤去黄连主之。

渴乃温之本病，今反不渴，滋人疑惑；而舌绛且乾，两寸脉大，的系温病。盖邪热入营蒸腾，营气上升，故不渴，不可疑不渴非温病也，故以清营汤清营分之热，去黄连者，不欲其深入也。

清营汤（见暑温门中）

【词解】

[1] 寸脉大：两寸脉为心肺之脉，即上焦心肺有热。

【提要】

手太阴温病营分证治。

【析义】

本条论述手太阴温病营分证的症状和治疗。寸脉大，提示上焦热重；舌绛而干，可知病虽在上焦，但热已入营分。口不渴，是由于邪热深入营分，蒸腾营阴而上滋口咽，与卫分之口微渴、气分之口大渴明显不同。

邪入营分，治宜清营泄热为主，方用清营汤。吴氏特别提出，"清营汤去黄连主之"是根据"舌绛而干"推断出营阴耗伤较重，因黄连苦燥，能耗伤营阴，且性质沉降，为防"其深入"而去黄连。

【医家解读】

杨进：治疗所用的清营汤可以清泄营分的邪热。文中特别提出，在用清营汤治疗本证时，要去黄连，是因为黄连味苦性燥能耗伤营阴，且性质沉降，主要作用在脾胃，而本节所述病证在上焦，去黄连可以防止病邪进一步深入。但在临床上用清营汤时是否要去黄连，主要视营阴的耗损是否明显，如营阴已大伤，舌绛而干燥者，则黄连多去，否则，黄连可用。

【名家临证指要】

张文选以清营汤治口黏口甜重案：王某，男，63岁。2005年5月10日初诊。患者口中黏腻，有时口中发甜，口不苦，不渴，不欲饮水，别无不适。曾先后请四位名医诊治半年，未效。脉弦滑而大，舌绛赤，苔少。从脾瘅考虑，遵照叶桂用佩兰叶或变通半夏泻心汤治疗脾瘅的经验。处方：佩兰12g，清半夏12g，干姜8g，黄芩10g，黄连6g，枳实10g，厚朴10g，石菖蒲10g，杏仁10g，滑石30g。4剂。

2005年5月14日二诊：无明显疗效，脉舌症状同前。抓住舌绛赤一症，用清营汤加减。处方：水牛角15g（先煎），生地黄15g，丹参20g，赤芍10g，玄参15g，黄连6g，麦冬10g，金银花10g，连翘10g，竹叶6g，石菖蒲10g。7剂。

2005年5月21日三诊：口黏大为减轻，口甜消失，汗多，但不渴也不欲饮水。脉弦长有力。舌绛赤、有瘀点，舌根部有薄黄苔、其余部分无苔。自述半年来消瘦近6kg。二诊方水牛角增为20g。7剂。

2005年5月28日四诊：口黏消失。舌微绛，有瘀点，少苔。脉弦长有力。三诊方去赤芍、石菖蒲，加白芍12g，阿胶10g（烊化），火麻仁10g，生牡蛎30g，即合入加减复脉汤法。7剂，诸症告愈。

按：本案患者口中黏腻，时有发甜，多位医生治疗无效，张氏遵照叶桂用佩兰叶或变通半夏泻心汤治疗脾瘅的经验治疗亦无效。视其舌绛赤，遂用清营汤加赤芍清热凉血化瘀，石菖蒲化湿开胃，口黏、口甜消失，舌微绛、有瘀点、少苔，脉弦长有力，脉无水不软也，故去赤芍、石菖蒲，加入白芍、阿胶、火麻仁、生牡蛎，滋阴补血复脉而告愈。

【现代研究】

清营汤现代药理研究：清营汤具有镇静安神，保护脑组织损伤、维持电解质平衡、抗脂质过氧化的作用，能提高机体抗过氧化能力，抵御自由基的损伤，并能维护体内电解质的稳定。本方还具有调节体温、降低血液黏度及血小板聚集能力、调节凝血和纤溶机能、抗感染和提高免疫力的功效。对炎症早期的毛细血管扩张、通透性增加、炎症物质渗出、组织水肿等病理改变具有一定的缓解和抑制作用[①]。

参考文献：

①林基石. 清营汤现代临床应用的文献研究 [D]. 北京：北京中医药大学，2007.

十二、上焦篇16

【原文】

太陰溫病，不可發汗，發汗而汗不出者，必發斑疹，汗出過多者，必神昏讝語[1]。發斑者，化斑湯主之；發疹者，銀翹散去豆豉，加細生地、丹皮、大青葉，倍元參主之。禁升麻、柴胡、當歸、防風、羌活、白芷、葛根、三春柳。神昏讝語者，清宮湯主之，牛黃丸、紫雪丹、局方至寶丹亦主之。

溫病忌汗者，病由口鼻而入，邪不在足太陽之表，故不得傷太陽經也。時醫不知而誤發之，若其人熱甚血燥，不能蒸汗，溫邪鬱於肌表血分，故必發斑疹也。若其表疏，一發而汗出不止，汗爲心液，誤汗亡陽，心陽傷而神明亂，中無所主，故神昏。心液傷而心血虛，心以陰爲體，心陰不能濟陽，則心陽獨亢，心主言，故讝語不休也。且手經逆傳，世罕知之，手太陰病不解，本有必傳手厥陰心包之理，況又傷其氣血乎！

化斑湯方

石膏一兩　知母四錢　生甘草三錢　元參三錢　犀角二錢　白粳米一合

水八杯，煮取三杯，日三服，渣再煮一鐘，夜一服。

銀翹散去豆豉加細生地丹皮大青葉倍元參方

即於前銀翹散內去豆豉，加細生地四錢，大青葉三錢，丹皮三錢，元參加至一兩。

方論：銀翹散義見前。加四物，取其清血熱；去豆豉，畏其溫也。

清宮湯方

元參心三錢　蓮子心五分　竹葉捲心二錢　連翹心二錢　犀角尖二錢，磨沖　連心麥冬三錢

加減法：熱痰盛加竹瀝、梨汁各五匙；咯痰不清，加栝蔞皮一錢五分；熱毒盛加金汁、人中黃；漸欲神昏，加銀花三錢、荷葉二錢、石菖蒲一錢。

安宮牛黃丸方

牛黃一兩　郁金一兩　犀角一兩　黃連一兩　硃砂一兩　梅片二錢五分　麝香二錢五分　真珠五錢　山梔一兩　雄黃一兩　金箔衣　黃芩一兩

上爲極細末，煉老蜜爲丸，每丸一錢，金箔爲衣，蠟護。脈虛者人參湯下，脈實者銀花、薄荷湯下，每服一丸。兼治飛尸卒厥，五癇中惡，大人小兒痙厥之因於熱者。大人病重體實者，日再服，甚至日三服；小兒服半丸，不知再服半丸。

紫雪丹方（從《本事方》去黃金）

滑石一斤　石膏一斤　寒水石一斤　磁石水煮二斤，搗煎去渣入後藥　羚羊角五兩　木香五兩　犀角五兩　沉香五兩　丁香一兩　升麻一斤　元參一斤　炙甘草

半斤

以上八味，并捣锉，入前药汁中煎，去渣入後药。朴硝、硝石各二斤，提净，入前药汁中，微火煎，不住手将柳木搅，候汁欲凝，再加入後二味。辰砂三两，研细，麝香一两二钱，研细，入煎药拌匀。合成退火气，冷水调服一二钱。

局方至宝丹方

犀角一两，镑　朱砂一两，飞　琥珀一两，研　玳瑁一两，镑　牛黄五钱　麝香五钱

以安息重汤炖化，和诸药为丸一百丸，蜡护。

【词解】

[1] 神昏谵语：神昏指神志不清或意识丧失；谵语指语无伦次或胡言乱语。神昏谵语为热扰心神或邪热闭于心包之征象，此为温病误汗所致。

【提要】

温病忌辛温发汗及误汗后各种变证的证治。

【析义】

温病发热，多属里热炽盛发热，应以清里为主，不可辛温发汗。如用辛温发汗法，会发生变证，甚则里热加重耗伤津液而发生痉厥闭脱等危证。若误用辛温发汗，反助其热，阴液耗伤，汗出乏源而无汗；热不透达，内郁肌表血分而出现斑疹。误用汗法，汗出过多，汗乃心液，心液损伤，热闭心神而见神志昏迷、谵语等症。温病发斑即皮肤出现片状红斑，提示里热炽盛至极、热入营血，用化斑汤（白虎汤加犀角、玄参）治疗，白虎汤清里热，犀角、玄参凉血解毒；温病发疹即皮肤出现细小红疹，突出皮上，抚之碍手，是热郁于肺，内窜营分，从肌肤血络而出，虽邪入营血，但里热未炽盛，重在表热，故用银翘散为主清透表热，去豆豉之温，加细生地、牡丹皮、大青叶、玄参以清营凉血。禁升麻、柴胡、当归、防风、羌活、白芷、葛根、三春柳，是再次强调温病不可发汗，柴胡、防风、羌活、白芷、葛根、三春柳均是辛温发散之品，当归亦有偏温之性，理当在吴氏禁用之列，升麻是否列入温病禁药之内，值得进一步讨论。对温病误汗，汗出过多而神昏谵语的治疗，可以用清宫汤、牛黄丸、紫雪丹、局方至宝丹治疗，以清热解毒、祛痰开窍、镇惊安神。吴氏在清宫汤方论中指出神昏谵语的病机是"水不足而火有余，又兼秽浊也"。牛黄丸、紫雪丹、至宝丹，合称"温病三宝"。三方中均有犀角，因药材珍惜，现用水牛角代替，用量宜大，多倍用之。

【医家解读】

刘景源：气血两燔证的治疗，应当用气血两清法，又称为清气凉血法，代表方剂是化斑汤。由于气血两燔证是气分高热窜入血分而致，所以治疗的重点仍以清气为主，通过清气降低了气分的热势，给血分热邪找到了出路，血热自然可以向气分外达。化斑汤中的石膏、知母、生甘草、粳米，就是白虎汤，用来清泄气热、达热出表，使气分热邪达表而邪有出路，气分的热势下降，血分热邪自然可以外达。因为血分证已起，已经有耗血、动血的趋势，出现了出血见症，所以要用凉血药，方中用犀角凉血以止血，玄参

养阴清热。从这个方剂的组成来看，重点是在清气，组方原则是正确的，但是斑已经发出，而且斑色紫黑，舌质绛紫，说明血分热也很重，这个方剂虽然称为化斑汤，但是化斑的力量不够，方中养阴药少而且剂量小，更没有活血药物，所以还应当加重养阴药的剂量并加入凉血活血药以凉血散血，临床实践中可以用白虎汤合犀角地黄汤加减化裁。

【名家临证指要】

1. 周小农以化斑汤治温病发斑案：陈席珍，年六十余，住无锡。病名：温病。原因：素体液亏无苔，花甲之年，郁气不舒，肝失调畅为内因，丙午夏病温为外因。症状：身热自汗，渴不恶寒，神烦恶热，时时懊恼。诊断：脉左小数，右洪搏数，舌红而绛；遂断为温邪郁火交蒸，最防热盛动风，骤变痉厥。疗法：用栀、翘、芦、竹、知、茹、郁、桔急疏清解为君，兼顾胃津，天花粉、石斛以佐之。处方：黑山栀三钱，青连翘三钱，广郁金（生打）三钱，桔梗一钱，淡竹茹三钱，天花粉三钱，肥知母四钱，鲜石斛三钱，先用活水芦根二两、鲜淡竹叶四钱煎汤代水。

二诊：病势不衰，陈素信乩方，云：年周花甲，元阳大亏。若再投凉剂，必致生机骤绝。乩示附子理中汤，高丽参、炮姜、附子均重用，陈不敢服。至三候遍发黑紫斑，大显温热明症，热恋阴伤，舌至绛紫而干。始同意复诊，因议大剂化斑，又清气营。处方：生石膏（研细）一两，肥知母五钱，生甘草八分，生粳米三钱（荷叶包），玄参五钱，犀角粉一钱（药汤调下）。继以甘凉频投，如吴氏五汁饮之类，至四候热退净而愈，然亦险矣。

2. 张汉符以清宫汤治温邪热入心包案：宁氏妇，28 岁，百色人，住百色城内崇信街，1940 年孟夏。症见：感受温邪，发热经旬未退，午后热甚，微渴微汗，以治未如法，逆传心包，神志欠清，语言謇滞，脉数寸大，舌红无苔。心神为热邪熏蒸，慎防神昏肢厥，清宫汤加味进治。处方：犀角尖七分（磨水冲服），京玄参三钱，莲子心五分，元连翘三钱（连心用），鲜竹叶针三十根，原麦冬三钱，外菖蒲一钱，瓜蒌壳钱半。除犀角尖磨水冲服外，余药七味，以清水 350mL，煮取 150mL，去滓，与犀角水兑服。本例服药一剂，收效微而未显，次日再进一剂，加犀角为一钱、竹叶针为五十根，服后神志略清，言语稍利。更进一剂，续呈良效，答问发言畅利，神志基本清晰，热已大减，脉亦较平，嗣以病势向愈。犀角价昂，改用柱犀一钱。五分入煎，减少鲜竹叶针为三十根、外菖蒲为七分。去莲子心、瓜蒌壳。加入细生地四钱，连服两剂，诸恙悉平，继以育阴之剂，兼清余热，连服五剂，病已痊愈，后用六味地黄汤去牡丹皮、泽泻，加天、麦二冬，连服四天，更加入吉林参、五味子，又服 6 天，遂复健康。

【现代研究】

1. 化斑汤退热抗炎现代药理研究：化斑汤具有解热、镇静、抗炎作用。其中水牛角能增强小鼠单核巨噬细胞系统对腹体炭末的吞噬力，降低大鼠毛细血管的通透性，减少渗出；玄参的水溶性成分对大鼠白细胞中的代谢产物有较强抑制作用；知母对急慢性炎症均有抑制作用，促进肾上腺较高水平地分泌糖皮质激素，抑制炎症组织前列腺素的合成或释放以抗感染。还具有免疫调节、改善微循环、降低西药副作用的功效[①]。

2. 清宫汤镇静催眠现代药理研究：清宫汤有明显的镇静、催眠、抗惊厥作用[2]。清宫汤能明显抑制小鼠的自主活动，延长戊巴比妥钠阈上剂量的小鼠睡眠时间，增加戊巴比妥钠阈下催眠剂量所致睡眠动物数量，对戊巴比妥致小鼠睡眠有协同作用，并能显著对抗烟酸二乙胺致小鼠惊厥的作用，作用强度均与安定组相当，表明清宫汤镇静催眠作用不呈现剂量依赖性，中剂量为最佳用量。

参考文献：

①杨芳. 化斑汤加减治疗系统性红斑狼疮皮损的临床疗效观察［D］. 成都：成都中医药大学，2015.

②李越兰，陆红，张丽英. 清宫汤镇静作用的实验研究［J］. 中国中医药信息杂志，2009，16（11）：27-28.

十三、上焦篇17

【原文】

邪入心包，舌謇[1]，肢厥[2]，牛黄丸主之，紫雪丹亦主之。

厥者，盡也，陰陽極造其偏，皆能致厥。傷寒之厥，足厥陰病也。溫熱之厥，手厥陰病也。舌捲囊縮，雖同係厥陰現證，要之，舌屬手，囊屬足也。蓋舌爲心竅，包絡代心用事，腎囊前後，皆肝經所過，斷不可以陰陽二厥混而爲一，若陶節庵所云冷過肘膝，便爲陰寒，恣用大熱。再熱厥之中亦有三等：有邪在絡居多，而陽明證少者，則從芳香，本條所云是也；有邪搏陽明，陽明太實，上沖心包，神迷肢厥，甚至通體皆厥，當從下法，本論載入中焦篇；有日久邪殺陰虧而厥者，則從育陰潛陽法，本論載入下焦篇。

牛黄丸、紫雪丹方（并见前）

【词解】

［1］舌謇：即舌头不灵，言语不清或不能言语。

［2］肢厥：即四肢清冷不温。

【提要】

温病邪入心包的证治。

【析义】

邪入心包，机窍闭阻，则神昏谵语，舌体运转不灵活；气血运行瘀滞，阴阳气不相顺接，则四肢厥冷，故急用安宫牛黄丸、紫雪丹清心化痰开窍。

吴氏认为热厥可分为三类：上焦病见热厥以邪在心包络居多，当以芳香开窍为法，可取安宫牛黄丸、紫雪丹或至宝丹。而中焦则因阳明太实，上冲心包，当急下存阴，可取承气汤。下焦热厥，多阴虚风动，当育阴潜阳，可用三甲复脉汤或大定风珠。吴氏对热厥内容的具体和完善，在临床上颇具指导意义。

【医家解读】

方药中：吴氏在原注中首先指出："厥者，尽也。阴阳极造其偏皆能致厥。""厥"，张仲景解释为"手足逆冷"，这就是说，吴氏认为人体在病因作用下，寒热至极，皆可以出现手足逆冷，因而把厥证分为寒厥与热厥两大类，其性质也完全不同，因此临床上必须加以鉴别，"断不可以阴阳二厥混而为一"。其次，吴氏对"热厥"提出应按三焦辨证施治，即邪在上焦者，以芳香开窍法治疗；邪在中焦者，以下法治疗；邪在下焦者，以育阴潜阳法治疗。吴氏在继承张仲景《伤寒论》对厥证的认识和治疗上的基础上，又向前进了一大步。

【名家临证指要】

1. 王孟英以紫雪丹治热病后五心恒热，黑苔口渴案：幼科王蔚文之甥女，向依舅氏，于三年前患热病甚危，服多剂凉解始愈。第寝食虽如常人，而五心恒热，黑苔不退，口苦而渴，畏食荤膻，频饵甘凉之药，经来色黑不红。去年适吴氏，仍服凉药，迄不能瘥。今夏伊舅氏浼孟英诊之。脉甚滑数。曰：此热毒逗留阳明之络，陷入冲脉，以冲隶阳明也。然久蕴深沉，尚不为大患者，以月事时下，犹有宣泄之路也。其频年药饵寒之不寒者，以热藏隧络，汤剂不能搜剔也。令每日以豆腐皮包紫雪五分吞之。半月后苔果退，渴渐减，改用元参、丹参、白薇、黄芩、青蒿煎汤，送服当归龙荟丸。又半月经行，色正，各恙皆蠲，寻即受孕焉。

按：本案患者因热病，多剂寒凉愈后持续出现五心恒热，黑苔口苦而渴，经色黑，再服寒凉未愈。王氏诊之，脉甚滑数，认为此乃热毒久留阳明，内陷冲脉所致。因热藏隧络，汤剂不能搜剔，故用豆腐皮包紫雪吞服，搜剔隧络热毒之邪以达清热解毒之功效。

2. 刘渡舟以安宫牛黄丸治脑血栓案：赵某，男，53 岁。1999 年 3 月 15 日初诊。患者急性脑血栓形成月余，右半身不遂，神志时清时寐，有时不能正常表达思想，词不达意，善忘，语言不利，吐字不清楚，舌头难以伸出口外，烦躁，血压 180/110mmHg，大便干结。舌红赤，苔黄，脉弦滑数。辨为火中动风闭窍证，用三黄泻心汤加味。处方：大黄 6g，黄连 10g，黄芩 10g，山栀子 10g。7 剂，每日 1 剂。安宫牛黄丸 2 丸，每日 1 丸，冲服。

1999 年 3 月 23 日二诊：服药后大便通畅，头脑突然清楚，烦躁消失，血压 160/100mmHg，言语较前清楚。守上法处方：大黄 4g，黄连 6g，黄芩 10g，山栀子 10g，白芍 20g，生地 20g，生石决明 30g。7 剂，每日 1 剂。安宫牛黄丸 2 丸，每日 1 丸，冲服。

1999 年 3 月 29 日三诊：服药后神志进一步清楚，言语障碍明显改善，血压 160/95mmHg。用二诊方去安宫牛黄丸，继续调治。

【现代研究】

1. 安宫牛黄丸的现代药理研究：安宫牛黄丸具有解热、镇静、抗惊厥、复苏及脑保护作用，是其清热解毒、豁痰开窍的药效学基础；而其抗炎、保肝、镇痛作用及其对心血管系统的影响、对白血病的治疗作用又为其在临床应用范围的扩展提供了理论基础①。

2. 安宫牛黄丸的临床应用：应用安宫牛黄丸鼻饲或保留灌肠治疗颅脑损伤所致高热，提示安宫牛黄丸能迅速降低体温，防止抽搐，减轻昏迷症状，促进昏迷清醒，提高人体非特异性免疫功能，减少气道内分泌物，预防窒息及肺部感染，减轻脑水肿及脑细胞损害，达到大脑功能快速恢复的目的②。

3. 紫雪丹的现代药理研究及临床应用：紫雪丹中 Mg^{2+} 的含量是正常人的 17～20 倍。药理研究证实，Mg^{2+} 有抑制神经肌肉和中枢神经系统的作用，有清热解痉的功效③。紫雪丹可以降低心肌耗氧量，改善心肌缺血状态，控制心绞痛发作，抑制房室和心室内传导、折返和减少异位心律不齐的作用，并能够降低血压，因此紫雪丹可以用于治疗冠心病心绞痛、心律不齐、高血压。另外紫雪丹也可用于治疗偏头痛、脑血管痉挛证属肝阳上亢、肝胆火旺者。

参考文献：

①陆远富，吴芹，刘杰．安宫牛黄丸药理和毒理实验研究进展［J］．成都医学院学报，2010，5（4）：306－310.

②黄坡，郭玉红，赵京霞，等．安宫牛黄丸的临床研究进展［J］．中国中医急症，2018，27（2）：361－364＋376.

③王瑞霞，王更生．紫雪丹的临床新用［J］．中国中医急症，2004（04）：228.

十四、上焦篇18

【原文】

温毒[1]咽痛喉肿，耳前耳後肿，颊肿，面正赤，或喉不痛，但外肿，甚則耳聋，俗名大頭溫[2]、蝦蟆溫者，普濟消毒飲去柴胡、升麻主之，初起一二日，再去芩、連，三四日加之佳。

温毒者，穢濁也。凡地氣之穢，未有不因少陽之氣而自能上升者，春夏地氣發泄，故多有是證；秋冬地氣，間有不藏之時，亦或有是證；人身之少陰素虛，不能上濟少陽，少陽升騰莫制，亦多成是證；小兒純陽火多，陰未充長，亦多有是證。咽痛者，經謂"一陰一陽結，謂之喉痹"。蓋少陰少陽之脈，皆循喉嚨，少陰主君火，少陽主相火，相濟爲災也。耳前耳後頰前腫者，皆少陽經脈所過之地，頰車不獨爲陽明經穴也。面赤者，火色也。甚則耳聋者，兩少陽之脈，皆入耳中，火有餘則清竅閉也。治法總不能出李東垣普濟消毒飲之外。其方之妙，妙在以涼膈散爲主，而加化清氣之馬勃、僵蠶、銀花，得輕可去實之妙；再加元參、牛蒡、板藍根，敗毒而利肺氣，補腎水以上濟邪火；去柴胡、升麻者，以升騰飛越太過之病，不當再用升也，説者謂其引經，亦甚愚矣！凡藥不能直至本經者，方用引經藥作引，此方皆系輕藥，總走上焦，開天氣，肅肺氣，豈須用升、柴直升經氣耶？去黄芩、黄連者，芩連裏藥也，病初起未至中焦，不得先用裏藥故犯中焦也。

普濟消毒飲去升麻柴胡黄芩黄連方

連翹一兩　薄荷三錢　馬勃四錢　牛蒡子六錢　芥穗三錢　僵蠶五錢　元參一兩　銀花一兩　板藍根五錢　苦梗一兩　甘草五錢

上共爲粗末，每服六錢，重者八錢。鮮葦根湯煎，去渣服，約二時一服，重者一時許一服。

【词解】

[1] 温毒：病证名。吴注谓："温毒者，秽浊也。"

[2] 温：通"瘟"。

【提要】

温毒的证治。

【析义】

温毒的表现是咽喉肿痛，耳前耳后皆肿，颊肿耳聋，面赤；或咽喉只肿不痛，甚则耳聋者，俗称大头瘟、虾蟆瘟，应以清热解毒为主，用普济消毒饮去柴胡、升麻为主方。起病之初，因邪在上焦，尚属表邪未及中焦，故不宜用黄芩、黄连清里热，待三四日后，如热邪入里，即加入黄芩、黄连以清里热。

【医家解读】

刘景源：大头瘟与痄腮的头面肿痛，除内服普济消毒饮治疗外，还应当同时使用外敷药消肿止痛，吴鞠通提出了水仙膏与三黄二香散两个外用方。由于水仙膏的毒性对皮肤刺激强烈，容易引起溃烂，所以一般不用，而是用三黄二香散。方中用黄连、黄柏、大黄这三个"黄"清热泻火解毒，用乳香、没药这两个"香"活血消肿止痛，但是三黄二香散没有市售成药，使用不方便，可以用如意金黄散代替，它与三黄二香散的作用相近，同样具有清热解毒、消肿散结止痛的功效。使用时先用醋调，醋既有透入作用，又有消肿作用，它能使药物的作用向里渗透，但是醋有容易干的缺点，药粉用醋调和之后敷在面部，很短时间就干燥了，作用也就减低了，所以要经常用纱布蘸醋在药上泅一泅，使它始终保持湿润。肿势见消之后，可以改用芝麻香油调敷，香油挥发慢，它能长时间保持湿润，使药物的作用能够始终向里透入。

【名家临证指要】

华廷芳以普济消毒饮治痄腮案：王某，女，3岁。发病20余日，于1953年2月27日就诊。症见：颌下腺及耳下腺红肿热痛，大便燥，发热无汗，脉浮数。处方：黄连一钱，黄芩二钱，牛蒡子一钱，甘草一钱，桔梗一钱半，板蓝根一钱，柴胡一钱，连翘一钱，陈皮一钱，薄荷一钱半，僵蚕一钱，蝉蜕二钱，麻黄一钱半，大黄一钱，金银花一钱。水煎服。外以金黄散醋调敷患处。服药后症状减轻，乃加入玄参、浙贝母、乳香、没药、蒲公英、紫花地丁服之而愈。

按：中医之痄腮类似近代医学之耳下腺炎、腮腺炎，发颐类似近代医学之颌下腺炎。究其原因，多为内热外感风寒之邪，失于疏解，郁而为肿热。不急治之，则化脓成疮。小儿常患此症，大人亦有之。其医治方法，不外疏风解表、清热治里。若偏表者可加发散之药，偏里者可加攻下之药，表里兼症者，则内清外散以两解之。治则多数以清里为主，解表为辅。因是症发热无汗，虽20余日，仍以麻黄发散之。耳腮属少阳经行之路，故以柴胡引经入少阳肝胆，合麻黄、薄荷以达到发汗解表之能。陈皮引药走入皮肤，且以行气分之滞。僵蚕善能治风；蝉蜕为蝉虫之壳，善退一切疮疡肿毒，合之祛风而能散热。含麻黄、柴胡、薄荷、板蓝根、桔梗，能疏风解表、清热散结。大便燥，是因已有热，加大黄以通利之；合芩连之寒凉，取泻心汤之义，以泻心经之火；加金银花、连翘、牛蒡子，以清热解毒；甘草和中，调和诸药。以普济清毒饮为主，加麻黄、大黄表里交攻，内清外表，此两解之法也。更以消肿止痛之金黄散外敷之，加强局部消散作用，较之单纯内服汤药，其功效更为显著。

【现代研究】

普济消毒饮抗菌、抗感染作用研究[1,2]：普济消毒饮中单味中药对金黄色葡萄球菌抗菌作用最强，其次为福氏痢疾杆菌，对绿脓杆菌及大肠杆菌抗菌作用较差。合剂对链球菌、金黄色葡萄球菌、白色葡萄球菌、肺炎球菌的抗菌作用较强，对大肠杆菌及普通变形杆菌作用差，增强自然杀伤细胞活性和白介素－2生成能力，促进脾淋巴细胞增殖。

参考文献：

①张保国，程铁峰，刘庆芳. 普济消毒饮药效及临床研究［J］. 中成药，2010，32（1）：117－120.

②张雯迪，李莹莹，岳冬辉，等. 普济消毒饮防治温热类疾病近二十年研究概述［J］. 中医药临床杂志，2019，31（10）：1812－1816.

十五、上焦篇22

【原文】

形似傷寒，但右脈洪大而數，左脈反小於右，口渴甚，面赤，汗大出者，名曰暑溫，在手太陰，白虎湯主之；脈芤甚者，白虎加人參湯主之。

此標暑溫之大綱也。按溫者熱之漸，熱者溫之極也。溫盛爲熱，木生火也。熱極濕動，火生土也。上熱下濕，人居其中而暑成矣。若純熱不兼濕者，仍歸前條溫熱例，不得混入暑也。形似傷寒者，謂頭痛、身痛、發熱惡寒也。水火極不同性，各造其偏之極，反相同也。故經謂水極而似火也，火極而似水也。傷寒，傷於水氣之寒，故先惡寒而後發熱，寒郁人身衛陽之氣而爲熱也，故仲景《傷寒論》中，有已發熱或未發之文。若傷暑則先發熱，熱極而後惡寒，蓋火盛必克金，肺性本寒，而復惡寒也。然則傷暑之發熱惡寒雖與傷寒相似，其所以然之故實不同也，學者誠能究心於此，思過半矣。脈洪大而數，甚則芤，對傷寒之脈浮緊而言也。獨見於右手者，對傷寒之左脈大而言也，右手主上焦氣分，且火克金也，暑從上而下，不比傷寒從下而上，左手主下焦血分也，故傷暑之左脈反小於右。口渴甚面赤者，對傷寒太陽證面不赤，口不渴而言也；火爍津液，故口渴，火甚未有不煩者，面赤者，煩也，煩字從火後頁，謂火現於面也。汗大出者，對傷寒汗不出而言也。首白虎例者，蓋白虎乃秋金之氣，所以退煩暑，白虎爲暑溫之正例也。其源出自《金匱》，守先聖之成法也。

白虎湯、白虎加人参湯方（并见前）

【提要】

暑温的临床表现及治疗方法。

【析义】

本节论述暑温初起的证治和暑邪的致病特点。暑温初起之时，可见发热恶寒，与伤寒似乎有类同之处，但伤寒恶寒是因寒邪客于肌表，在发热或未发热之前必有恶寒，恶寒明显，且伴有身痛、口不渴、脉浮紧等表现。而暑温初起的恶寒是见于热极之时，因"火盛克金"而致，更重要的是必伴有高热、面赤、口大渴、脉洪数等暑犯阳明、气分热盛的表现，与伤寒恶寒发于表证迥然有别。暑邪既为热极之邪，又具有湿性，所以兼具湿热双重性质，即吴氏所说："上热下湿，人居其中而暑成矣。若纯热不兼湿者，仍归前条温热例。"这也是继承了叶氏"暑必夹湿"的观点。对暑温初起投用白虎汤或白虎加人参汤，是从《伤寒论》例，且与叶天士"夏暑发自阳明"之说相合，所以吴氏说："白虎为暑温之正例。"

【医家解读】

方药中：本条根据《金匮要略》所述，论述了暑温的病机、临床表现及治疗。在本条原注中，吴氏首先明确指出：①本病属里热证，这就是原注中所谓："温者，热之渐；热者，温之极也。温盛为热，木生火也。"②本病必然夹湿，这就是原注中所谓："热极湿动，火生土也，上热下湿，人居其中而暑成矣。若纯热不兼湿者，仍归前条温热例，不得混入暑也。"③本病必然伤阴，这就是原注中所谓的："火燥津液，故口渴。"④本病必然伤气，这就是下条原注中所谓的"此热伤肺胃之气，阳明本证也"。吴氏在阐述本病病机之后，列举了本病的临床表现及治疗方剂。吴氏上述认识都是在《金匮要略》基础上加以发挥的，所以吴氏指出："其源出自《金匮》，守先圣之成法也。"

【名家临证指要】

见上焦篇7、8条。

【现代研究】

白虎汤抗炎作用药理研究：白虎汤能够降低全身炎症反应综合征大鼠 TNF-α 水平、减轻肺组织病理改变，对肺组织具有保护作用，其机制可能与减少 TNF-α 的释放有关[①]。

参考文献：

①郑兴珍，于强，郑国祥. 白虎汤对全身炎症反应综合征大鼠肺组织损伤的影响及机制探讨［J］. 山东医药，2015，55（42）：20～22.

十六、上焦篇24

【原文】

手太陰暑温，如上條[1]證，但汗不出者，新加香薷飲主之。

證如上條，指形似傷寒，右脈洪大，左手反小，面赤口渴而言。但以汗不能自出，表實爲異，故用香薷飲發暑邪之表也。按香薷辛温芳香，能由肺之經而達其絡。鮮扁豆花，凡花皆散，取其芳香而散，且保肺液，以花易豆者，惡其呆滯也，夏日所生之物，多能解暑，唯扁豆花爲最，如無花時，用鮮扁豆皮，若再無此，用生扁豆皮。厚朴苦温，能泄實滿，厚朴皮也，雖走中焦，究竟肺主皮毛，以皮從皮，不爲治上犯中。若黄連甘草，純然裏藥，暑病初起，且不必用，恐引邪深入，故易以連翹、銀花，取其辛涼達肺經之表，純從外走，不必走中也。

温病最忌辛温，暑病不忌者，以暑必兼濕，濕爲陰邪，非温不解，故此方香薷、厚朴用辛温，而餘則佐以辛涼云。下文濕温論中，不惟不忌辛温，且用辛熱也。

新加香薷飲方（辛温復辛涼法）

香薷二錢　銀花三錢　鮮扁豆花三錢　厚朴二錢　連翹二錢

水五杯，煮取二杯。先服一杯，得汗止後服；不汗再服；服盡不汗，再作服。

【词解】

[1] 上条：指上焦篇第23条原文。

【提要】

暑温初起无汗的证治。

【析义】

新加香薷饮证是暑湿兼有外寒，表里并困之证。与上焦篇第22条之"汗大出"相比，本证的特点是"汗不出"，说明本证在表有寒邪外束，在内有暑湿内蕴，故治疗当疏表散寒、涤暑化湿，方用新加香薷饮。方中香薷解表散寒，厚朴燥湿和中，金银花、连翘、鲜扁豆花清热涤暑，为辛温与辛凉并用之方。

【医家解读】

方药中：暑病为里热证。可通过汗出，以宣泄其热。《内经》明确指出："暑当与汗皆出，勿止。"因此，暑病的治疗原则是有汗者勿止汗，无汗者当取汗。也就是说暑病表实的治法，一般不要见汗止汗。暑温由于里热蒸腾，一般多有汗出，因气候炎热、贪凉露宿、外感风寒等原因而出现发热、恶寒、汗不出者，亦不少见，这时仍需辛温解表，以取微汗透热。新加香薷饮具有祛暑解表、清热化湿的作用。正是《内经》所谓"体若燔炭，汗出而散"经义的具体运用。

【名家临证指要】

1. 谢兆丰以新加香薷饮治感暑受寒高热案：魏某，女，34 岁，农民，1978 年 7 月 4 日就诊。两天前外出受暑，当晚纳凉感寒，昨日高热畏冷，头痛胸闷，烦躁不安，口渴欲饮，小便短赤，舌红苔薄黄，脉浮数。查体温 39.8℃。X 线胸透无异常。证属感暑受寒，暑热内伏，复为寒闭所致。治以祛暑解表、清热化湿，用新加香薷饮加味。处方：香薷 10g，厚朴 6g，鲜扁豆花 30g，金银花、连翘各 15g，生石膏 40g（先煎）。服药 2 剂，身出微汗，体温降至 37.9℃，原方又服 2 剂，热退身凉，诸症悉除。

按：本案患者感暑受寒，邪正剧争，可见高热；卫阳被郁，肌表失煦，故畏冷；湿浊内阻，气机不畅，可见胸闷；暑气通于心，暑热扰乱心神，可见烦躁不安；暑热伤津，故口渴欲饮、小便短赤；舌红苔薄黄，脉浮数，乃暑湿内蕴之象。故医生以新加香薷饮祛暑解表化湿，生石膏清泻里热，全方共奏祛暑解表、清热化湿之效。

2. 谢兆丰以新加香薷饮治感暑受寒发热咳嗽案：丁某，男，20 岁，工人。1985 年 7 月 29 日。5 天前外出受暑，晚间纳凉感寒，当即身热咳嗽，头痛恶寒，服止咳退热药未效。终日咳嗽频作，咽部发痒，吐痰色白，胸脘痞闷，口渴，纳呆，尿赤，大便两日未行，舌苔薄腻微黄，脉濡数。查体温 38.6℃。辨证：此乃感暑受寒，肺气失宣。治以祛暑化湿、清宣肺气。投新加香薷饮加味。处方：香薷 10g，厚朴 5g，鲜扁豆花 20g，金银花、连翘各 15g，加桑叶、杏仁、川贝母、炒牛蒡子各 10g。服药 4 剂，咳嗽显减，寒热亦解，口干转润。原方去厚朴，再进 3 剂，咳嗽已止。

按：本案患者于暑热季节，贪凉感寒，风寒袭表、卫阳被郁、肺失宣降，故发热咳嗽、头痛恶寒，服止咳退热药后仍咳嗽、咽痒乃肺失宣降、肺气不利；胸脘痞闷乃湿浊内阻、气机不畅；口渴、尿赤、大便不畅，乃暑热伤津所致；苔腻微黄、脉濡数乃暑湿内蕴。故以新加香薷饮祛暑化湿，桑叶、杏仁、川贝母、牛蒡子清降肺气，化痰止咳。

【现代研究】

新加香薷饮复方抗流感病毒甲 1 型感染的药理研究[①]：其对鸡红细胞凝集作用的实验结果显示新加香薷饮复方能减低流感病毒血凝滴度，即减少流感病毒感染的病毒量、抑制病毒增殖，从而起到良好的抗病毒作用。

参考文献：

①冯劲立，汪德龙，张奉学. 新加香薷饮及其组方药物抗甲 1 型流感病毒作用的比较研究 ［J］. 湖南中医药大学学报，2010，30（1）：31-33.

十七、上焦篇 26

【原文】

手太陰暑溫，或已經發汗，或未發汗，而汗不止，煩渴而喘，脈洪大有力者，白虎湯主之；脈洪大而芤者，白虎加人參湯主之；身重者，濕也，白虎加蒼术湯主之；汗多脈散大，喘喝欲脫者，生脈散主之。

此條與上文少異者，只已經發汗一句。

白虎加蒼术湯方

即於白虎湯內加蒼术三錢。

汗多而脈散大，其爲陽氣發泄太甚，內虛不司留戀可知。生脈散酸甘化陰，守陰所以留陽，陽留，汗自止也。以人參爲君，所以補肺中元氣也。

生脈散方（酸甘化陰法）

人參三錢　麥冬（不去心）二錢　五味子一錢

水三杯，煮取八分二杯，分二次服，渣再煎服，脈不斂，再作服，以脈斂爲度。

【提要】

暑溫病气分阶段由实致虚的发展规律及证治。

【析义】

本条虽冠以"手太阴暑温"，但病位不局限于肺，叶天士云"夏暑发自阳明"，故白虎汤所主治皆为肺胃热盛。无论是否应用过汗法，只要表现为出汗、烦渴而喘、脉洪大的暑伤气分证即用白虎汤治疗。若兼有身重，则为阳明热盛兼有太阴脾湿，可用白虎加苍术汤，白虎汤清阳明热盛，苍术祛湿健脾。若见芤脉则为气虚，可用白虎加人参汤。若见汗出不止，脉象散大，呼吸急促如喘，则为津气欲脱，当用生脉散。

【医家解读】

杨进：关于暑温用白虎汤和白虎加人参汤在前已有论及。本条又补充了暑温不论是否用过发汗法，如出现汗出不止，兼有湿困者当用白虎加苍术汤，出现气阴欲脱者用生脉散。应当指出，本条虽冠以手太阴暑温，但其病位也不局限于肺；白虎汤和白虎加人参汤所主治者，每为肺胃热盛；白虎加苍术汤所治者，则属阳明与太阴同病；生脉散所治者则为全身气阴欲脱者。这几种情况，病邪性质有兼湿不兼湿之别，病证的性质有虚实之异，当予严格区别。

【名家临证指要】

1. 雷声以白虎加人参汤治高热案：杨某，男，32 岁，公社社员。1963 年 9 月 2 日初诊。病人体质营养良好。发病已 3 日，发热，体温 39.8℃，大汗、口渴饮冷，皮肤湿润灼热，口干舌燥，烦热，轻度恶风，脉滑数兼芤，心下痞。为处白虎加人参汤。次日体温正常，有头痛口渴。续服前方 2 日。数日后随访，言服药 2 日后已复常。

按：本案患者平素体质良好，见高热，大汗出，口渴饮冷，身灼烦热，故用白虎汤清气分大热，然患者轻度恶风，脉滑数兼芤，气随津脱，元气大伤，故加人参大补元气。全方共奏清泄里热，兼补元气之功。

2. 刘渡舟以白虎加苍术汤治湿温案：周某，男，24岁。感受时令之邪，而发热头痛，胸中发满，饮食作呕。注射安乃近与葡萄糖液，汗出虽多而发热不退，反增谵语、身疼、呕吐等症。试其体温 39.6℃。脉来濡，舌苔白腻。脉症合参，湿邪犹存，治当清利湿热、芳化湿浊以行三焦之滞。方用：白豆蔻6g，滑石12g，杏仁6g，薏苡仁12g，藿香6g，厚朴6g，半夏10g，竹叶6g。

刘老书方时，语其家人曰：服药则热退，可勿忧虑。然病人服药无效，反增口渴心烦，体温升至40℃，一身酸痛，两足反厥冷如冰。病家惶恐，急请刘老再诊。切其脉仍濡，而舌苔则黄白间杂。湿温为患，明白无误，然前方为何不效？思之良久，则又疏一方：苍术10g，生石膏30g，知母10g，粳米15g，炙甘草6g。上方仅服1剂，高热即退，足温，诸症皆愈。

【现代研究】

1. 生脉散防治心力衰竭的药理研究：该方可增加心肌能量供应、扩张冠脉、提高缺氧耐受性、增强心肌收缩力、抑制脂质过氧化、降低内分泌因子、抑制钙超载、防止心室重构而抗心肌缺血缺氧，改善心功能，达到防治心力衰竭的目的[①]。

2. 生脉散改善胰岛素抵抗的药理研究：生脉散可以降低细胞上清中葡萄糖含量，升高细胞内糖原含量，提高胰岛素抵抗 HepG2 细胞过氧化物酶体增殖物激活受体 γ 蛋白和 mRNA 的表达，能够改善胰岛素抵抗状态下的葡萄糖代谢功能、增强胰岛素敏感性、改善胰岛素抵抗[②]。

参考文献：

① 彭明勇，李艳 . 生脉散的临床应用及药理研究 [J]. 中国医药指南，2012，10（01）：224 – 226.

② 郑博丹，李宝红，邢晓伟，等 . 生脉散对 HepG2 细胞胰岛素抵抗的改善作用及其机制 [J]. 广东医科大学学报，2018，36（03）：233 – 236.

十八、上焦篇30

【原文】

脈虚夜寐不安，煩渴舌赤，時有讝語，目常開不閉，或喜閉不開，暑入手厥陰也。手厥陰暑溫，清營湯主之，舌白滑者，不可與也。

夜寐不安，心神虛而陽不得入於陰也。煩渴舌赤，心用恣而心體虧也。時有讝語，神明欲亂也。目常開不閉，目為火戶，火性急，常欲開以泄其火、且陽不下交於陰也；或喜閉不喜開者，陰為亢陽所損，陰損則惡見陽光也。故以清營湯急清宮中之热，而保離^[1]中之虚也。若舌白滑，不惟热重，湿亦重矣，湿重忌柔润药，当於湿温例中求之，故曰不可与清营汤也。

清营汤方（咸寒苦甘法）

犀角三钱　生地五钱　元参三钱　竹叶心一钱　麦冬三钱　丹参二钱　黄连一钱五分　银花三钱　连翘（连心用）二钱

水八杯，煮取三杯，日三服。

【词解】

[1] 离：八卦之一，象征火，这里代表心。

【提要】

暑温邪入心包的证治。

【析义】

暑为火热之邪，深入手厥阴心包，必扰及心神，出现神志异常症状，如夜寐不安，时有谵语。舌赤为暑入心营的标志，为暑热耗气伤阴所致。口渴，当表现为热蒸营阴，上潮于口的口干不甚渴饮。目常开不闭，或喜闭不开为暑热耗伤阴液，阴伤则怕见阳光，故闭而不开。清营汤是用于邪热入营之代表方，必具有舌红或红绛之主症。若舌苔白滑者，为湿重热郁，热邪被湿所困，当用苦温化湿法治之。清营汤寒凉柔润，有碍化湿，故不宜用清营汤。

【医家解读】

方药中：温病热入营分的主要临床症状有身热夜甚，舌红绛，脉细数，口干不欲饮，心烦，谵语，甚则神志昏迷等。热入营分，则耗伤心阴，心神被扰，其转归有二：一是使热邪透出营分，叶天士谓"入营犹可透热转气"；二是热邪继续深入血分，出现斑疹、出血、神昏等症。暑温由于里热炽盛，容易出现热入心营，在治疗上，应予清热凉营养阴为治。清营汤就是治热入营分的代表方剂，方中以犀角、竹叶、黄连、金银花、连翘、丹参清透热邪；以生地黄、麦冬、玄参滋养心阴。其使用指征为舌红绛、脉细数及热扰心神的症状。

【名家临证指要】

刘景源以清营汤加减方治痢疾化燥入营案：1975 年 8 月，患者痢疾，经西药治疗后，腹痛、里急后重、便脓血症状都已消失，但患者 3 天来表现为身热夜甚，白天体温 38.5℃，夜间达 39℃以上，烦躁不安，不能入睡，口不甚渴，舌红绛、中心有少量黄腻苔，脉弦细而数。这种情况就是叶天士所说的"从湿热陷入者"，也就是湿热化燥，深入营分，灼伤营阴。治疗用清营汤去连翘、竹叶，加青蒿、陈皮、生姜两剂而愈。因为这位患者虽然是湿热已经化燥入营，但舌中心仍有少量黄腻苔，说明中焦湿邪未净，所以去寒凉的连翘、竹叶，保留芳香的金银花，配伍青蒿、生姜辛香化湿，陈皮理气行滞，共同达到透热转气的目的而获效。方中不去黄连也是因为湿邪未净，取其清热燥湿的功效。这一验案说明，透热转气法在营分证的治疗中应用非常灵活，只要辨证准确，随证变法，就能取得较好的疗效。

【现代研究】

1. 清营汤抑制多重耐药菌的作用研究：实验研究表明清营汤对耐甲氧西林金黄色葡萄球菌有一定抑制作用，且清营汤可以提高左氧氟沙星等抗生素对耐甲氧西林金黄色葡萄球菌的敏感性[①]。

2. 清营汤药物组成的药理学研究：生地黄、玄参等具有提高机体免疫力、抑制炎症反应发生、延缓变态反应形成等作用。牡丹皮、丹参等具有杀菌、消炎、抗病毒、清热等作用。

参考文献：

①李汉永. 清营汤抑制多重耐药菌的实验研究［D］. 武汉：湖北中医药大学，2018.

十九、上焦篇 33

【原文】

小兒暑溫，身熱，卒然痙厥，名曰暑癇，清營湯主之，亦可少與紫雪丹。

小兒之陰，更虛於大人，況暑月乎！一得暑溫，不移時有過衛入營者，蓋小兒之臟腑薄也。血絡受火邪逼迫，火極而內風生，俗名急驚，混與發散消導，死不旋踵，惟以清營湯清營分之熱而保津液，使液充陽和，自然汗出而解，斷斷不可發汗也。可少與紫雪者，清包絡之熱而開內竅也。

【提要】

小儿暑癇的证治。

【析义】

本证由暑热入侵心营，引动肝风所致。小儿纯阳之体，脏腑娇嫩，阴气未充，感受暑热之邪，极易深入厥阴，热闭心包，引动肝风，出现身热、神昏、发痉等症。治疗可用清营汤清泄营热，并用紫雪丹开窍息风止痉。小儿暑癇亦可见于卫分、气分、血分证中，治疗时应根据病情立法选方。

【名家临证指要】

施今墨以紫雪丹加减治热痹案：李某，女，19 岁。病将两周，开始形似外感，发热，身痛，服成药无效，旋即肘、膝、踝各关节灼热且疼痛日甚，四肢并见散在性硬结、红斑。经北京同仁医院诊为风湿性关节炎。体温逐渐升至 38℃ 不退，行动不便，痛苦万分，大便燥，小便赤，唇干口燥，舌质红绛，无苔，脉沉滑而数。内热久郁，外感风寒，邪客经络留而不行。阴气少，阳独盛，气血沸腾，溢为红斑，是属热痹。急拟清热、活血、祛风湿法治之。处方：鲜生地黄 12g，金银花 10g，左秦艽 6g，鲜茅根 12g，忍冬藤 10g，汉防己 10g，牡丹皮 10g，紫花地丁 15g，甘草节 4.5g，紫丹参 10g，紫草根 6g，桑寄生 12g，嫩桑枝 12g，黑荆芥穗 6g，紫雪丹 10g（分两次随药送服）。

二诊：药服 2 剂，热稍退，病稍减，拟前方加山栀子 6g，赤芍 10g，赤茯苓 10g。

三诊：前方服 2 剂，大便通，体温降至 37.2℃，疼痛大减。红斑颜色渐退。处方：原方去紫雪丹、忍冬藤、紫花地丁，加当归 10g，松节 10g，薏苡仁 12g。

按：热痹之证，选用紫草及黑芥穗。紫草活血凉血治斑疹，利九窍，清血热之毒。芥穗炒黑入血分，能引血中之邪由表而去，并能通利血脉止筋骨痛，尤其加用紫雪丹疗效更速，因紫雪丹中有麝香，无处不达，止痛颇效，西医学诊断之结节性红斑及急性风湿热者可以参考使用。

【现代研究】

见上焦篇 17 条。

二十、上焦篇 34

【原文】

大人暑痫，亦同上法。热初入营，肝风内动，手足瘈疭[1]，可於清营汤中，加钩藤、丹皮、羚羊角。

清营湯、紫雪丹（方法并见前）

【词解】

[1] 瘈疭：指手足不由自主时缩时伸、抽动不止的表现。

【提要】

成人暑痫的证治。

【析义】

成人暑痫，皆为暑热之邪深入营血，热盛生火，引动肝风。见手足抽搐，不省人事等症状。本条在用药方面提出可在清营汤中加入钩藤、牡丹皮、羚羊角等，以增强凉肝息风的作用。

【医家解读】

方药中：此条是讲大人暑温合并惊厥的治法。暑温合并惊厥，名曰暑痫，证属阴虚内热，热极生风。成年人痉厥，乃热入营血，热盛生火，火极生风，引起肝风内动，出现手足抽搐、不省人事等症状，治法也必须用清营汤清营热，加钩藤、牡丹皮、羚羊角凉肝息风。

二十一、上焦篇 35

【原文】

暑兼濕熱，偏於暑之熱者爲暑溫，多手太陰證而宜清；偏於暑之濕者爲濕溫，多足太陰證而宜溫；溫熱平等者兩解之。各宜分曉，不可混也。

此承上起下之文。按暑溫、濕溫，古來方法最多精妙，不比前條溫病毫無尺度，本論原可不必再議，特以《內經》有先夏至爲病溫，後夏至爲病暑之明文，是暑與溫，流雖異而源則同，不得言溫而遺暑，言暑而遺濕。又以歷代名家，悉有蒙混之弊，蓋夏日三氣雜感，本難條分縷析。惟葉氏心靈手巧，精思過人，案中治法，絲絲入扣，可謂滙眾善以爲長者，惜時人不能知其一二；然其法散見於案中，章程未定，淺學者讀之，有望洋之嘆，無怪乎後人之無階而升也。故本論摭拾[1]其大概，粗定規模，俾學者有路可尋，精妙甚多，不及備錄，學者仍當參考名家，細繹葉案，而後可以深造。再按：張潔古云："靜而得之爲中暑，動而得之爲中熱；中暑者陰證，中熱者陽證。"嗚呼！潔古筆下如是不了了，後人奉以爲規矩準繩，此醫道之所以難言也。試思中暑，竟無動而得之者乎？中熱，竟無靜而得之者乎？似難以動靜二字分暑熱。又云"中暑者陰證"，暑字從日，日豈陰物乎？暑中有火，火豈陰邪乎？暑中有陰耳，濕是也，非純陰邪也。"中熱者陽證"，斯語誠然，要知熱中亦兼穢濁，穢濁亦陰類也，是中熱非純無陰也。蓋潔古所指之中暑，即本論後文之濕溫也；其所指之中熱，即本論前條之溫熱也。張景岳又細分陰暑、陽暑：所謂陰暑者，即暑之偏於濕，而成足太陰之裏證也；陽暑者，即暑之偏於熱，而成手太陰之表證也。學者非目無全牛，不能批隙中窾[2]。宋元以來之名醫，多自以爲是，而不求之自然之法象，無怪乎道之常不明，而時人之隨手殺人也，可勝慨哉！

【词解】

[1] 摭拾：拾取之意。

[2] 批隙中窾（kuǎn 款）：意为善于从关键处入手，顺利解决问题。

【提要】

暑温与湿温的鉴别。

【析义】

本条进一步提出暑温与湿温的区别。暑兼湿热，偏暑热者为暑温，多手太阴证而治以清热为主；偏于湿者为湿温，多足太阴证而治以温燥祛湿为主，需湿热两解。本条的内容放在伏暑节之首，是为论述伏暑先作一交待。自注文中对张洁古提出的中暑、中热，张景岳提出的阴暑、阳暑给出了自己的见解。

【医家解读】

叶霖：洁古以静而得之为中暑，动而得之为中热，固属不经，然假名辨证，又何不可。所谓中暑者，指乘凉饮冷，伤其阳气，脉必迟濡，治宜理中四逆是也，所谓中热者，指奔走劳役，触冒天日之阳热，脉必洪大而数，治宜白虎、竹叶者是也。但暑之为病，不仅乎此。夫邪由口鼻吸受，入包络则先烦闷，后身热；入心则神昏猝倒；入肝则眩晕顽麻；入脾则昏睡不醒；入肺则喘咳痿痹；入肾则消渴；入肠胃则腹痛恶心呕泻；入肌肉则烦躁，或如针刺，或有赤肿；入皮肤则肢体潮热烦渴。是医家皆宜详辨者也，岂止热中有阴，暑中有阳而已。

二十二、上焦篇 36

【原文】

长夏[1]受暑，过夏而发者，名曰伏暑。霜未降而发者少轻，霜既降而发者则重，冬日发者尤重，子、午、丑、未[2]之年为多也。

长夏盛暑，气壮者不受也；稍弱者但头晕片刻，或半日而已；次则即病；其不即病而内舍于骨髓，外舍于分肉之间者，气虚者也。盖气虚不能传送暑邪外出，必待秋凉金气相搏而后出也，金气本所以退烦暑，金欲退之，而暑无所藏，故伏暑病发也。其有气虚甚者，虽金风亦不能击之使出，必待深秋大凉、初冬微寒相逼而出，故尤为重也。子、午、丑、未之年为独多者，子、午君火司天，暑本于火也；丑、未湿土司天，暑得湿则留也。

【词解】

[1] 长夏：农历六月，一般指夏秋之交的季节。

[2] 子、午、丑、未：按十二地支纪年，子午为君火司天，气候炎热，丑未为湿土司天，气候潮湿。由于伏暑属暑热、湿邪为病，所以吴氏认为在这些年份易发生伏暑。

【提要】

伏暑的概念及发病时间和易发年份。

【析义】

本条提出伏暑为长夏感受暑邪至秋冬发病的一种温病。"长夏受暑"即在夏月潮湿季节感受暑邪。"过夏而发"即患者感受暑邪以后，未发病，夏季以后至秋冬始发病，故名为"伏暑"。"霜未降"指霜降以前，亦即在秋季。"霜既降"指霜降以后，亦即秋末冬初。"冬日"即冬季。"子、午、丑、未之年"，指年支纪年中逢子、午、丑、未的年份。逢子、午之年为少阴君火司天，气候偏于炎热；逢丑、未之年，为太阴湿土司天，气候偏于潮湿。暑温为热兼湿，其发病与气候的炎热、潮湿密切相关，因此逢子、午、丑、未之年即炎热、潮湿偏盛的年份，暑温发病相对较多，病情也相对较重。

【医家解读】

1. 叶霖：长夏盛暑，气壮者不受也，稍弱者但头晕片刻，如或半日而已，次则即病。其不即病而内舍于骨髓，外舍于分肉之间者，气虚者也，盖气虚不能传送暑邪外出，必待秋凉金气相搏而后出也，金气本所以退烦暑，金欲退之。而暑无所藏，故伏暑病发也。其有气虚甚者，虽金风亦不能击之使出，必待深秋大凉，初冬微寒，相逼而出，故为尤重也。子午丑未之年为独多者，子午君火司天，暑本于火也，丑未湿土司天，暑得湿则留也。

2. 杨进：在临床上，病情的轻重除了与发病季节有一定关系外，还与感邪之轻重、治疗是否得当及患者的全身状况等情况有关。西医学已揭示了人体的免疫功能强弱与感受病原体后是否发病、潜伏期长短、发病轻重等确有一定的关系，这与吴氏所述有相似之处，但吴氏之论主要来自推断，所以有不够准确之处。原文中提出的暑邪内伏，必须有秋冬寒凉之气引发的论述，揭示了伏暑病在发病之初每伴见表证这临床特点，对于本病的诊断有参考价值。

二十三、上焦篇38

【原文】

太陰伏暑，舌白口渴，無汗者，銀翹散去牛蒡、元參，加杏仁、滑石主之。

【提要】

伏暑邪在气分兼表实的证治。

【析义】

所谓邪在气分兼表实，就是在发病之初既有口渴、壮热等气分里热见症，又有无汗等表实见症。所以，在治疗时用银翘散加杏仁、滑石等宣肺、利湿之品，以顾及与暑相合之湿邪，而去牛蒡子、玄参，也起因二药具阴腻之性，有碍于湿之故。

【名家临证指要】

见上焦篇4条原文。

【现代研究】

银翘散抗H1N1流感病毒：中医学认为流感属"温病"范畴，由人体感受风邪侵袭，机体免疫力低下，不足以抗邪而得病，具有极强的传染性，是能够引起大范围流行的外感热病。实验研究证明银翘散可以提高感染H1N1流感病毒小鼠的存活率，延长银翘散用药组存活时间和降低肺脏病毒载量，说明银翘散在体内防治流感方面具有较好疗效，能够改善病毒感染所致机体的病变[1][2]。

参考文献：

[1] 孙平华. 中药抗流感病毒的最新进展 [J]. 中医药学刊，2006，24（4）：733 - 735.

[2] 张照研，张会敏，周喆，等. 银翘散对H1N1流感病毒感染小鼠的保护作用 [J]. 世界中西医结合杂志，2015，10（06）：771 - 773 + 787.

二十四、上焦篇39

【原文】

太陰伏暑，舌赤口渴，無汗者，銀翹散加生地、丹皮、赤芍、麥冬主之。

此邪在血分而表實之證也。

【提要】

伏暑邪在血分兼表实的证治。

【析义】

邪在血分兼表实，是在发病之初既有口渴、舌赤等血分见症，又有无汗等表实见症。所以，在治疗时用银翘散加用生地黄、牡丹皮、赤芍、麦冬等凉血养阴之品以疏解外邪与清解血分之邪热并施。

【医家解读】

刘景源：读本条要与第三十七条结合起来分析。第三十七条说："头痛，微恶寒，面赤，烦渴。舌白，脉濡而数者，虽在冬月，尤为太阴伏暑也。"这是"太阴伏暑"初起新感引动伏邪，表里同病的提纲。也就是说，以下各条凡是提到"太阴伏暑"，都必然有这条所说的症状。因为《温病条辨》的写法是"详于前而略于后"，所以在第三十九条中不再重复描述"头痛，微恶寒"的症状，把这两条结合起来看，其临床表现应当是：头痛，微恶风寒，舌赤，口渴，无汗。从吴氏在分注中所说的"此邪在血分而表实之证也"可以看出，"表实"是指有外感表证，邪在卫分。"邪在血分"之说，从其所用方药来看，应当是以血统营，是指伏暑发于营分。把这句话综合起来分析，这个证候就是伏暑初发，新感引动伏邪，卫分风热与营热阴伤并见之证，也就是卫营同病的证候。

【名家临证指要】

赵绍琴以银翘散加减治暑热湿热逆传心包（乙脑）案：某，男，15 岁，1953 年 9 月 7 日。发热四五天，两天来加重，体温39.7℃，头晕恶心，呕吐颈强，神昏谵语，大便已两日未通，舌绛苔黄厚，小便短少，两脉沉滑濡数。西医诊为乙型脑炎。此暑热湿热逆传心包。故以芳香化湿凉营开窍泄热方法。佩兰 12g，藿香 9g，生石膏 24g，连翘 9g，竹叶 6g，石菖蒲 6g，黄连 6g，金银花 15g，半夏 12g，六一散 12g，紫雪丹 3g。2 剂水煎服，药后发热下降，连续治疗月余而愈[1]。

【现代研究】

见上焦篇 4。

参考文献：

①傅明光. 赵绍琴教授对高热昏迷证治的经验谈 [J]. 内蒙古中医药，2011，30 （21）：60 - 61.

二十五、上焦篇 42

【原文】

伏暑、暑溫、濕溫，證本一源，前後互參，不可偏執。

【提要】

伏暑、暑温、湿温三者的关系。

【析义】

吴氏认为这三种病的致病原因都与暑、热、湿有关，所以这三种病的证治内容可以前后相互参照，不必拘执一端，但现代所说的暑温并不一定都兼有湿邪，另外三者都有化燥、化火之变，届时就不再兼湿。因而对本节所述应全面分析。

【医家解读】

方药中：三十八至四十二条是讲伏暑虚实证治。伏暑而表无汗者，仍以辛凉解表剂银翘散为主加减：因暑，所以酌加利湿剂；热盛伤阴者，酌加养阴剂；若暑热者，用白虎汤及人参白虎汤；虚甚者用加减生脉散。关于其他变证情况则可按本书暑温及湿温所述内容具体情况，具体处理。

二十六、上焦篇43

【原文】

頭痛惡寒，身重疼痛，舌白不渴，脈弦細而濡，面色淡黃，胸悶不飢，午後身熱，狀若陰虛，病難速已，名曰濕溫。汗之則神昏耳聾，甚則目瞑[1]不欲言，下之則洞泄，潤之則病深不解，長夏深秋冬日同法，三仁湯主之。

頭痛惡寒，身重疼痛，有似傷寒，脈弦濡，則非傷寒矣。舌白不渴，面色淡黃，則非傷暑之偏於火者矣。胸悶不飢，濕閉清陽道路也。午後身熱，狀若陰虛者，濕爲陰邪，陰邪自旺于陰分，故與陰虛同一午後身熱也。濕爲陰邪，自長夏而來，其來有漸，且其性氤氳[2]黏膩，非若寒邪之一汗即解，溫熱之一涼即退，故難速已。世醫不知其爲濕溫。見其頭痛惡寒身重疼痛也，以爲傷寒而汗之，汗傷心陽，濕隨辛溫發表之藥蒸騰上逆，內蒙心竅則神昏，上蒙清竅則耳聾目瞑不言。見其中滿不飢，以爲停滯而大下之，誤下傷陰，而重抑脾陽之升，脾氣轉陷，濕邪乘勢內漬，故洞泄。見其午後身熱，以爲陰虛而用柔藥潤之，濕爲膠滯陰邪，再加柔潤陰藥，二陰相合，同氣相求，遂有錮結而不可解之勢。惟以三仁湯輕開上焦肺氣，蓋肺主一身之氣，氣化則濕亦化也。濕氣彌漫，本無形質，以重濁滋味之藥治之，愈治愈壞。伏暑濕溫，吾鄉俗名秋呆子，悉以陶氏《六書》[3]法治之，不知從何處學來，醫者呆，反名病呆，不亦誣乎！再按：濕溫較諸溫，病勢雖緩而實重，上焦最少，病勢不甚顯張，中焦病最多，詳見中焦篇，以濕爲陰邪故也，當於中焦求之。

三仁湯方

杏仁五錢　飛滑石六錢　白通草二錢　白蔻仁二錢　竹葉二錢　厚朴二錢　生薏仁六錢　半夏五錢

甘瀾水八碗，煮取三碗，每服一碗，日三服。

【词解】

[1] 目瞑：闭目。

[2] 氤氲：烟雾弥漫。

[3] 陶氏《六书》：指陶节庵的《伤寒六书》。

【提要】

湿温的证治及治疗禁忌。

【析义】

本条论述了湿温初起的证候表现及治疗禁忌。湿温病多发于夏秋之交，其起病较缓，传变较慢，病情缠绵难愈。湿温初起见头痛恶寒，身重疼痛，面色淡黄，胸闷不饥，午后身热较著，舌苔白腻，口不渴，脉弦细而濡等症状。

吴氏提出湿温初起治疗的"三禁"：一为禁汗。湿温初起有头痛恶寒，身重疼痛之症，不可误认为是伤寒表证而用辛温发汗之法。若汗之则耗伤心阳，湿浊随辛温发汗之药蒸腾上蒙心窍，闭塞头面清窍，出现神昏、耳聋、目瞑不言等症状。二为禁下。湿温初起若见胸闷脘痞、中满不饥，不可误认为是积滞内停而投下法。下后易伤脾阳，中阳受损，致脾气下陷，脾运失职则洞泄，甚则完谷不化。三为禁润。湿温初起若见午后身热误以为阴虚潮热，而投滋润之剂，可致湿邪痼结难解，病情更加缠绵难愈。

因此，吴氏认为既不能像感受寒邪在表者通过发汗即解，也不能像治疗温热之邪运用寒凉药可得清泄，须用三仁汤芳香宣气化湿。因肺主一身之气，肺气得开，气机得宣，则湿邪可化。

【医家解读】

杨进："湿温三禁"的理解对于误用这些治法所产生的不良后果，在自注中已有详细论述。这里提出要注意的有两点：①本条所提出的"湿温三禁"是针对湿温初起时较易误诊的三种情况，而不是全面论述湿温的所有治禁。②所谓"三禁"并不是绝对的，即在有的情况下不能拘于三禁之说。如在湿温初起，邪在卫气时，虽不能用辛温发汗法，但所宜用的芳香宣透之法也属"汗法"，在用药后往往也有汗出而邪解的效果。如湿温发展到一定阶段，也可形成阳明里实，此时攻下之法理当必用。如湿温后期，化燥化热后而耗伤阴液，滋法也每可用之。本条中所提出的治疗湿温初起的三仁汤是治疗湿温的代表方，不仅可用于邪在卫表，对于湿温邪在气分时，只要湿重于热，都能用本方加减治疗。

【名家临证指要】

路志正以三仁汤治湿浊阻滞之胸痹案[①]：患者见心胸憋闷，可伴有胸部闷痛，多在阴雨气候加重；可兼有神疲，头身沉重，四肢水肿，口中黏腻，不欲饮水，恶心呕吐，胃脘痞闷，纳呆，便溏不爽，小便混浊；舌体胖大，边有齿痕，苔白厚腻或滑腻，脉濡缓或沉滑。治以醒脾化湿法，常用三仁汤加减：炒杏仁、薏苡仁、白蔻仁、厚朴、半夏、石菖蒲、荷梗、藿梗、茯苓、炒枳壳、黄连、六一散。

【现代研究】

三仁汤加减治疗过敏性紫癜性肾炎[②]：过敏性紫癜性肾炎以尿血、皮肤紫癜等症状为主要表现，中医辨证病位为胃、肺，是由热毒、瘀热，以及风热所造成的。研究结果证明对过敏性紫癜性肾炎患者采用三仁汤加减治疗，效果明显，具有临床应用价值。

参考文献：

①李金懋，戴方圆，王一非，等 . 国医大师路志正应用三仁汤经验举隅 ［J］. 世界中西医结合杂志，2018，13（12）：1629 – 1632.

②杨志海 . 三仁汤加减治疗过敏性紫癜性肾炎 30 例临床研究 ［J］. 中国医药指南，2016，14（32）：217.

二十七、上焦篇 46

【原文】

太陰濕温，氣分痹鬱而噦者（俗名爲呃），宣痹湯主之。

上焦清陽膹[1]鬱，亦能致噦，治法故以輕宣肺痹爲主。

宣痹湯（苦辛通法）

枇杷葉二錢　郁金一錢五分　射干一錢　白通草一錢　香豆豉一錢五分

水五杯，煮取二杯，分二次服。

【词解】

［1］膹（fèn 愤）郁：指气机壅滞。

【提要】

湿温发哕的证治。

【析义】

上焦气机壅滞出现呃逆治以宣痹汤。本条原文提出肺经气分郁闭也可出现哕证。治疗应以宣畅肺气为主。本证又为湿温中出现，为湿阻肺气所致，所以在治疗中加入化湿之品。宣痹汤全方体现了宣肺、行气、清热化湿的治法。

【医家解读】

方药中："痹"，义同闭，即不通之意。"哕"，即干呕或呃逆。"哕"一般属于胃病，但在湿温病中，湿郁肺系，咽喉不利时，可出现干呕或呃逆。所以原注谓："上焦清阳膹郁，亦能致哕，治法故以轻宣肺痹为主。"宣痹汤为宣肺祛痰清热利湿剂，所以可用于治疗湿温合并咽喉不利，干呕或呃逆者。前条所述喉阻患者，亦可合用本方治疗。

【名家临证指要】

宣痹汤治疗新型冠状病毒肺炎案①：贺某，女，13 岁。2020 年 2 月 10 日因咳嗽 1 天入院。体温：37.9℃；血气分析：pH 值 7.37，氧分压 145mmHg，氧浓度 29%；血常规无异常；核酸检测呈阳性；胸部 CT 结果显示：右肺中叶斜裂胸膜下有少许炎症，请结合临床，建议复查。诊断：新型冠状病毒肺炎普通型。常规抗病毒（方法同上）治疗，期间服用洛匹那韦、利托那韦出现胃肠道反应于 2 月 11 日停用。入院诊见：发热、稍恶寒、咳嗽、咳少量黄黏痰、口干苦、少量汗出、稍烦躁、恶心呕吐、舌淡嫩、苔黄略腻、脉细数。证属上焦郁热，法宜清宣郁热，方选上焦宣痹汤加减。方药：淡豆豉15g，郁金、射干各 12g，枇杷叶、丹参、陈皮各 10g，桔梗 9g，通草、白豆蔻各 6g。3剂。每日 1 剂，早晚分服。服汤药后咳嗽、口干、烦躁较入院缓解，无发热恶寒，予续服 3 剂。咳嗽咳痰、口干、汗出、烦躁等症状基本消失，之后考虑平素挑食、纳差、饮食无规律，精力差，舌淡胖、苔腻，考虑脾虚湿困，遂予参苓白术散续服调理。2 月 21日复查胸部 CT 示：右肺中叶斜裂胸膜下少许炎症，较前片明显吸收，2 月 24 日、25 日2 次鼻咽拭子核酸转阴，1 次大便核酸转阴，顺利出院。

　　按：本案重点在于小儿脏腑清灵，肺脏娇嫩，稍用攻伐便易生变证，故以清轻宣透之品即可。同时该患者脾胃柔弱，水湿运化失司，清阳不升，又正值暖冬，冬春交界，湿温之邪伤于太阴肺卫，上焦闷郁，故而发病。正如原文所云"太阴湿温，气分痹郁而哕者，宣痹汤主之"，依其病机，凡举肺气痹郁所致多种疾病皆可用之。故用本方甘淡渗湿，清轻宣透，湿去热孤，配合桔梗、陈皮理气止咳，白豆蔻化湿，丹参清心活血，共奏疏风宣肺、透热止咳之功。

参考文献：

①肖存书，喻剑华，徐晶莹，等．中医药参与治疗新型冠状病毒肺炎医案三则［J］．浙江中医杂志，2020，55（05）：323 - 324．

二十八、上焦篇 54

【原文】

秋感燥氣，右脈數大，傷手太陰氣分者，桑杏湯主之。

前人有云：六氣之中，惟燥不爲病，似不盡然。蓋以《內經》少秋感於燥一條，故有此議耳。如陽明司天之年，豈無燥金之病乎？大抵春秋二令，氣候較夏冬之偏寒偏熱爲平和，其由於冬夏之伏氣爲病者多，其由於本氣自病者少，其由於伏氣而病者重，本氣自病者輕耳。其由於本氣自病之燥證，初起必在肺衛，故以桑杏湯清氣分之燥也。

桑杏湯方（辛涼法）

桑葉一錢　杏仁一錢五分　沙參二錢　象貝一錢　香豉一錢　栀皮一錢　梨皮一錢

水二杯，煮取一杯，頓服之，重者再作服（輕藥不得重用，重用必過病所。再一次煮成三杯，其二三次之氣味必變，藥之氣味俱輕故也）。

【提要】

秋燥邪在肺卫的证治。

【析义】

本条提出，燥邪致病，初起必在肺卫。其治疗与风热之邪初犯肺卫相似，但因燥邪具有干燥耗阴之性，所以用药宜辛润，所用的桑杏汤中除有桑叶、杏仁、淡豆豉等辛凉发散之品外，还有沙参、梨皮等甘润之品。条文中虽说属伤手太阴气分，实际病位不在气分而是在肺卫。而所谓的"清气分之燥"即清肺卫燥邪。

【医家解读】

刘景源：秋燥有温燥与凉燥之分，由"右脉数大"可知是外感燥热邪气而致的温燥病。右手脉候气分，所以说其病变是"伤手太阴气分"，但其治疗用"桑杏汤主之"，而桑杏汤是宣表润燥的方剂，并不适用于气分证候，以方测证可知其病变应当是燥热邪气侵袭肺卫，病在卫分而非气分。条文中的"伤手太阴气分"之说，是以气统卫，就是叶天士"肺主气属卫"的论点。吴氏在本条分注中也说"其由本气自病之燥证，初起必在肺卫"，所以说本条所讲的是温燥卫分证。温燥初起，燥热邪气侵袭肺卫，正邪交争，所以见发热。邪气郁阻，卫外失司，所以在发热的同时见微恶风寒。燥热上扰，则清窍不利而致头痛。燥热损伤肺津，所以咽干口渴、唇干鼻燥、尿少而黄、舌苔干燥。邪郁肺卫，肺失宣降，加之燥热损伤肺津，以致肺气上逆，就导致干咳无痰或少痰。热邪在表，所以舌边尖红苔薄白。脉浮数而右大，是邪在肺卫的征兆。治疗用宣表透邪、清肺润燥法。桑杏汤中以桑叶、杏仁为君药，沙参、豆豉、象贝为臣药，其他为佐使药。桑叶配香豆豉，辛凉轻宣疏透燥热表邪。杏仁宣降肺气，润燥止咳。象贝清肺化痰。沙参、梨皮甘寒生津润肺。栀子皮质轻而入上焦，清透肺热。诸药配伍，共奏宣表透邪、清肺润燥之功。

【名家临证指要】

丁甘仁以桑杏汤加减治温燥案：吴右，秋令温燥之邪，蕴袭肺胃两经，肺主一身之气，胃为十二经之长，肺病则气机窒塞，清肃之令不行，胃病则输纳无权，通降之职失司，以致肌热不退，业经旬月。咳嗽痰多，胁肋牵痛，口渴唇燥，谷食无味，十余日未更衣，至夜半咳尤甚，不能安卧。子丑乃肝胆旺候，木火乘势升腾，扰犯肺金，肺热叶举，故咳嗽胁痛膺痛，若斯之甚也。脉象左尺细数，左寸关浮弦而滑。右尺软数，右寸关滑数不扬。阴分素亏，邪火充斥，显然可见。脉证合参，证非轻浅，若仅用汗法，则阴分素伤，若不用汗法，则邪之出路，顾此失彼，棘手之至，辗转思维，用药如用兵，无粮之师，利在速战，急宜生津达邪，清肺化痰。处方：天花粉、光杏仁、金银花、冬桑叶、生甘草、川象贝、连翘壳、淡豆豉、嫩前胡、薄荷叶、冬瓜子、黑山栀、广郁金、活水芦根、枇杷叶露。

二诊：风燥外受，温自内发，蕴蒸肺胃两经，以致肌热，旬余不退，咳嗽痰多，胁肋牵痛，不便转侧。口渴溲赤，夜半咳甚气逆，直至天明稍安，谷食良少，十天不更衣，胃内空虚，膈中干燥可知。唇焦舌不红绛，但干而微腻，脉象两尺濡数，两寸关滑数无力。《经》云：皮肤热甚为病温，脉数者曰温，皆是伏温熏蒸之见象。平素阴液亏耗，温病最易化热伤阴。阴液愈伤，而温燥烦热愈烈也。欲清其热，必解其温，欲化其痰，必清其火。昨进生津解温、清热化痰之剂，胁痛潮热，虽则略乎，余意依然，尚不足持。颇虑喘逆变迁，今仍原意去表加清，清其温所以保其阴，清其燥所以保其肺之意。处方：天花粉、甘菊花、冬桑叶、川象贝、山栀、生甘草、金银花、连翘、光杏仁、竹茹、丝瓜络、冬瓜子、芦根、竹沥、枇杷叶露。

【现代研究】

桑杏汤联合阿奇霉素治疗小儿肺炎支原体肺炎，能够有效缩短患者发热时间、咳嗽时间，降低患者咳嗽、恶心、发热、头痛等证候积分，降低血清中的炎症因子和不良反应的发生率，有效改善患者的肺功能以及肺部啰音等情况[①]。

参考文献：

①田志丽．桑杏汤联合阿奇霉素治疗小儿肺炎支原体肺炎的临床疗效研究［J］．中医临床研究，2019，11（16）：41－44．

二十九、上焦篇56

【原文】

燥伤肺胃阴分，或热，或咳者，沙参麦冬汤主之。

此条较上二条，则病深一层矣，故以甘寒救其津液。

沙参麦冬汤（甘寒法）

沙参三钱　玉竹二钱　生甘草一钱　冬桑叶一钱五分　麦冬三钱　生扁豆一钱五分　花粉一钱五分

水五杯，煮取二杯，日再服。久热久咳者，加地骨皮三钱。

【提要】

燥伤肺胃阴液的证治。

【析义】

燥伤肺胃，表现出或热或咳，治以沙参麦冬汤。其发热应表现为低热或手足心热；咳多为干咳，痰少黏稠难咳或无痰，临床尚可见口干、舌燥、舌光红少苔、脉细数等症。可用沙参麦冬汤滋养肺胃阴液、清解余邪。沙参麦冬汤不仅可用于秋燥的燥伤肺胃证，各种温病后期出现的肺胃阴伤证均可使用。

【医家解读】

1. 清·李畴人：此方治深秋燥热伤肺咳嗽之证。以沙参、麦冬、玉竹清滋甘润，并补肺气，而养肺液；桑叶清肺络；天花粉清胃热；白扁豆清脾热而养阴；生甘草生津和胃。共收清肺热，养肺阴之效。夹外感者不宜，嫌沙参、麦冬滋腻也。

2. 杨进：本条虽列于上焦篇，只是代表其病位偏上，而这一病证的发生却是在病之后期。因在秋燥后期燥伤肺胃阴液，所以当用沙参麦冬汤以滋养肺胃阴液，清解余热。本条述证较为简略，只提到热、咳二项。但其热当为低热，咳则少痰或无痰。除此之外，还可表现为口干、舌燥、舌光红少苔、脉细数等。沙参麦冬汤是热性病肺胃阴伤证的代表方，不仅可用于秋燥，也可用于各种温病引起的肺胃阴伤证。

【名家临证指要】

孟澍江以沙参麦冬汤治胃脘痛案：周某，女，43 岁，1985 年 4 月 18 日初诊。胃脘疼痛隐隐，时作胀满，嘈杂不适，已历 5 年。每于劳累时尤甚，口干唇燥，大便干结，倦怠无力，形体消瘦，脉弦细，舌红苔薄。证属胃阴亏乏，气机失畅。治以滋养胃阴，疏通气机。处方：北沙参 10g，麦冬 9g，玉竹 9g，白芍 9g，炒川楝子 9g，天花粉 10g，炒延胡索 8g，川朴花 4g，生麦芽 15g，生甘草 3g，姜汁少许。本例经胃镜检查确诊为萎缩性胃炎，曾治以补中益气、疏肝理气等法，服药后口干益甚，胃痛不减。孟氏认为，本例辨证属胃阴不足兼气机失畅，前治误辨为气虚、气滞而多用温燥、香窜之品，更易耗伤胃阴，故主拟沙参麦冬汤，取其清养不滞之特长，但因伴有气机不畅，一味投用阴柔之品亦非所宜，故佐以通利气机药物。服孟氏方 5 剂后，患者胃痛即解，大便畅快，口干亦减。后继以此法调理 3 个月，自觉症状均已消失，5 个月后行胃镜检查无异常发现。

【现代研究】

1. 沙参麦冬汤的药理作用和临床应用：沙参麦冬汤具有抗炎、提高免疫、保护胃黏膜、抑制胃运动亢进、抗氧化、抗肿瘤等作用。其临床应用广泛且疗效确切，可应用于呼吸道疾病、消化道疾病、肿瘤、内分泌疾病及五官科疾病等[1]。

2. 沙参麦冬汤加减联合化疗治疗非小细胞肺癌：中医理论认为非小细胞肺癌属"肺萎""肺积"范畴，主要病机在于人体内缺乏正气，脏腑失调，导致邪毒入侵并聚集在体内，肺气失宣，出现血脉瘀堵，给予患者沙参麦冬汤可改善其病情，全方共奏益气养阴、解毒化痰、健脾益气功效，联合化疗方式可发挥协同作用，缓解化疗药物危害，并促进微血管聚集，抑制肿瘤细胞分裂和增殖，改善患者机体状态，提高其机体耐受能力[2]。

参考文献：

[1] 高尚，李巾，黄费炳，等. 沙参麦冬汤的药理作用和临床应用研究进展 [J]. 中医药导报，2020，26（02）：115 – 118 + 123.

[2] 刘明，吴艳丽，曾荣. 沙参麦冬汤加减联合化疗治疗非小细胞肺癌效果观察 [J]. 临床合理用药杂志，2020，13（11）：53 – 54.

三十、上焦篇 57

【原文】

燥气化火，清窍[1]不利者，翘荷汤主之。

清窍不利，如耳鸣目赤，龈胀咽痛之类。翘荷汤者，亦清上焦气分之燥热也。

翘荷汤（辛凉法）

薄荷一钱五分　连翘一钱五分　生甘草一钱　黑栀皮一钱五分　桔梗二钱　绿豆皮二钱

水二杯，煮取一杯，顿服之。日服二剂，甚者日三。

加减法：耳鸣者，加羚羊角、苦丁茶；目赤者，加鲜菊叶、苦丁茶、夏枯草；咽痛者，加牛蒡子、黄芩。

【词解】

[1] 清窍：指头面、目、耳、口等诸窍。

【提要】

燥气化火，清窍不利的证治。

【析义】

清窍不利，吴氏指出可见"耳鸣目赤，龈肿咽痛"等症，此为感受燥热，郁而化火，上炎头面诸窍所致。可予翘荷汤辛凉清宣上焦燥热之火，方中连翘、黑栀皮、绿豆皮清解燥火，薄荷辛凉清利头目，桔梗、甘草利咽而消龈肿，均为轻清宣透之品，符合"治上焦如羽"的治疗原则。

【医家解读】

刘景源：本条是以"清窍不利"为特征。从临床实践来看，其临床表现多见发热，咽痛，目赤，齿龈肿胀、疼痛，耳鸣，舌红，苔薄黄而干，脉数。即吴鞠通所言的"燥气化火"。燥热邪气入里不能发散郁而化火，火性炎上所以上犯于头部而导致"清窍不利"。由于火邪逼迫气血上涌于清窍，壅塞不通，出现咽痛、目赤、齿龈肿痛以及突发性耳鸣等症状。发热，舌红、苔薄黄而干，脉数都主火热内盛，民间俗称"上火"。此证候为燥热化火上犯清窍，病变在头部的官窍，治宜宣透郁火之法，所用药物需具有上行、外透和清热泻火的作用，但又不能太过寒凉。大寒之药必然会遏阻气机，使气血凝滞而成凉遏甚至冰伏之势。

【名家临证指要】

翘荷汤加减治疗咯血：辛某，女，57 岁，家务。1992 年 4 月 9 日一诊。患者素有咳嗽、气喘咯血病史达 7 年余，每逢节气变换时病情加重，尤以冬春最为显著，咯血多在 2～4 个月 1 次，夜间汗出如洗、颧红、体瘦，到市医院检查。诊为肺气肿、气管炎、支气管扩张。经过抗菌消炎、止血及中药治疗，疗效均满意，只是时常复发，今晨咯吐鲜血一口，即痰中夹血，故来我院求中医诊治。除上症外，舌质红、苔薄黄，脉左关弦、两寸浮、关部稍沉，据其症状、脉象辨证为肝火犯肺，相火灼伤血络。遂处以薄荷 10g，连翘 10g，栀子 15g，绿豆衣 12.5g，桔梗 15g，甘草 15g，白茅根 30g，瓜蒌 15g，前胡 15g，牡丹皮 12.5g，白及 20g，覃苗子 20g。5 剂水煎服[①]。

【现代研究】

1. 翘荷汤加减治疗急性扁桃体炎：急性扁桃体炎属于"急乳蛾"范畴。本病多因风热侵袭，饮食不节，痰火积热侵犯肺系所致。临床观察采用翘荷汤加减治疗急性扁桃体炎总有效率为94.2%，对于急性扁桃体炎临床疗效良好[②]。

2. 翘荷汤治疗儿科疱疹性口腔炎：疱疹性口腔炎是由疱疹病毒感染所致，以口腔黏膜局部急性炎症改变外，多伴有高热、拒食、疼痛、流涎等明显的症状。临床研究表明应用翘荷汤口服液治疗儿科疱疹性口腔炎具有显著疗效[③]。

参考文献：

①曹蔓年，陈青山. 翘荷汤应用举隅 [J]. 内蒙古中医药，1998（S1）：3-5.
②郭苏云. 翘荷汤加减治疗急性扁桃体炎88例小结 [J]. 湖南中医药导报，2003（10）：32.
③高菊杨，左明晏. 翘荷汤治疗疱疹性口腔炎的临床观察 [J]. 湖北中医杂志，2015，37（10）：36.

三十一、上焦篇58

【原文】

諸氣膹鬱，諸痿喘嘔之因於燥者，喻氏清燥救肺湯主之。

喻氏云：諸氣膹鬱之屬於肺者，屬於肺之燥也，而古今治氣鬱之方，用辛香行氣，絕無一方治肺之燥者。諸痿喘嘔之屬於上者，亦屬於肺之燥也，而古今治法以痿嘔屬陽明，以喘屬肺，是則嘔與痿屬之中下，而惟喘屬之上矣，所以千百方中亦無一方及於肺之燥也。即喘之屬於肺者，非表即下，非行氣即瀉氣，間有一二用潤劑者，又不得其肯綮[1]。總之，《內經》六氣，脫誤秋傷於燥一氣，指長夏之濕爲秋之燥。後人不敢更端其說，置此一氣於不理，即或明知理燥，而用藥夾雜，如弋獲飛蟲，茫無定法示人也。今擬此方，命名清燥救肺湯，大約以胃氣爲主，胃土爲肺金之母也。其天門冬雖能保肺，然味苦而氣滯，恐反傷胃阻痰，故不用也；其知母能滋腎水清肺金，亦以苦而不用；至如苦寒降火正治之藥，尤在所忌，蓋肺金自至於燥，所存陰氣不過一線耳，倘更以苦寒下其氣，傷其胃，其人尚有生理乎？誠做此增損以救肺燥變生諸證。如沃焦救焚，不厭其頻，庶克有濟耳。

清燥救肺湯方（辛涼甘潤法）

石膏二錢五分 甘草一錢 霜桑葉三錢 人參七分 杏仁（泥）七分 胡麻仁（炒研）一錢 阿膠八分 麥冬（不去心）二錢 枇杷葉（去淨毛，炙）六分

水一碗，煮六分，頻頻二三次溫服。痰多加貝母、栝蔞；血枯加生地黃；熱甚加犀角、羚羊角，或加牛黃。

【词解】

[1] 肯綮：原指筋骨结合之处，比喻最重要的关键所在。

【提要】

燥热在肺，诸气膹郁的证治。

【析义】

吴氏提出在热性病中出现痿、喘、呕而由燥热引起者，是肺气膹郁所致，治疗之法在于清润肺经燥热。所创清燥救肺汤一方，是取自喻嘉言，不仅可用于热性病肺胃有燥热者，而且对内伤杂病中各种肺胃燥热而引起的痿、喘、呕等病证都可使用。该方清而不燥、润而不腻、兼能宣肺。吴氏根据症状所做加减更便于临床应用。

【医家解读】

叶霖：燥之为病，内伤外感宜分，喻西昌论风热过胜偏亢之燥邪，颇有心得。但以《素问》秋伤于湿，易作秋伤于燥，不达经旨，殊属悖妄，故鞠通亦有《内经》少秋感于燥一条之谬说也。夫生气通天论、阴阳应象大论中，所谓秋伤于湿者，以长夏湿土郁蒸之余气，渐积身中，随秋令收敛而伏藏于肺胃之间，直待秋深燥令大行，燥与湿两不相容而为病，《经》言秋伤于湿，冬生咳嗽者此义也，西昌欲以湿易燥者，亦此义也。故此证有肺燥胃湿两难分解之势，但秋令感伤气分，值夏月发泄之后，其体必虚，若以辛温发散，多有喘急告危之候，当以辛凉甘润为方，则燥气自平。误投苦燥，亦增他变。所用数方从喻氏清燥救肺汤中脱化而出，层次不紊，尚可为法，若见呈湿象，又须参以甘淡渗湿之品为是。至若内伤燥气，由精血下夺而成，或偏于燥剂所致，病从下焦阴分先起，宜纯阴静药，柔养肝肾为宜。下病失治，槁及乎上，为三消噎膈之根。上病失治，槁及乎下，乃痿厥秘结之始。若论燥金胜气为病，则沈目南之论是也。而鞠通数方，亦可酌用，唯论治固当明司天在泉之气运，其偏燥偏湿之机，须察夏秋淫雨亢晴为断，不可妄执运气，借以鸣高，而无裨实用也。

【名家临证指要】

范文甫以清燥救肺汤治秋燥案：宋老婆婆，素有痰饮气喘，新感秋后燥热，以致内热气紧加甚。方用：大生地12g，炙甘草3g，火麻仁12g，生石膏12g，杏仁9g，麦冬9g，枇杷叶9g，鳖甲9g，沙参9g，桑叶9g。

二诊：身热见减，咳喘未止。燥热伤肺，当以甘润。沙参9g，甘草3g，枇杷叶9g，石膏12g，阿胶9g，麦冬9g，麻仁9g，桑叶9g，杏仁9g。

三诊：清燥救肺汤。另用麻黄3g，生梨1只，蒸服。

按：燥为深秋之主气，久晴无雨，秋阳肆暴，遂感其气而发病。本例为燥热犯肺，引动痰饮之证。燥者润之，前后三诊均用清燥救肺汤加减，以清肺、润燥、养阴。梨头，王孟英氏称之为天生甘露饮，具甘凉润肺、止嗽除热、养阴润燥之功。麻黄与梨同煎，则治咳喘之力更佳，亦先生所常用，特别是对小儿畏惧服药者更宜。

【现代研究】

清燥救肺汤抗癌机制研究：清燥救肺汤可多层次、多靶点发挥抗肺癌作用，能够抑制肿瘤糖酵解能量代谢，减少肿瘤细胞的能量及肺癌细胞糖酵解乳酸的生成，改善肿瘤局部微环境，从而减少肺癌细胞的增殖与迁移，诱导肺癌细胞凋亡[①]。

参考文献：

①余功，胡桥，李佳萍，等．清燥救肺汤抗肺癌疗效机制研究进展［J］．中国实验方剂学杂志，2020，26（4）：42－47.

中 篇 **中焦篇原文精选**

一、中焦篇1

【原文】

面目俱赤，語聲重濁，呼吸俱粗，大便閉，小便澀，舌苔老黃，甚則黑有芒刺，但惡熱，不惡寒，日晡[1]益甚者，傳至中焦，陽明溫病也。脈浮洪躁甚者，白虎湯主之；脈沉數有力，甚則脈體反小而實者，大承氣湯主之。暑溫、濕溫、溫瘧，不在此例。

陽明之脈榮於面，《傷寒論》謂陽明病面緣緣正赤[2]，火盛必克金，故目白睛亦赤也。語聲重濁，金受火刑而音不清也。呼吸俱粗，謂鼻息來去俱粗，其粗也平等，方是實證；若來粗去不粗，去粗來不粗，或竟不粗，則非陽明實證，當細辨之，粗則喘之漸也。大便閉，陽明實也。小便澀，火腑不通，而陰氣不化也。口燥渴，火爍津也。舌苔老黃，肺受胃濁，氣不化津也。（按《靈樞》論諸臟溫病，獨肺溫病有舌苔之明文，餘則無有。可見舌苔乃胃中濁氣，薰蒸肺臟，肺氣不化而然）甚則黑者，黑，水色也，火極而似水也，又水勝火，大凡五行之極盛，必兼勝己之形。芒刺，苔久不化，熱極而起堅硬之刺也；倘刺軟者，非實證也。不惡寒，但惡熱者，傳至中焦，已無肺證，陽明者，兩陽合明也，溫邪之熱，與陽明之熱相搏，故但惡熱也。或用白虎，或用承氣者，證同而脈異也，浮洪躁甚，邪氣近表，脈浮者不可下，凡逐邪者，隨其所在，就近而逐之，脈浮則出表爲順，故以白虎之金颷以退煩熱。若沉小有力，病純在裏，則非下奪不可矣，故主以大承氣。按吳又可《溫疫論》中云：舌苔邊白但見中微黃者，即加大黃，甚不可從。雖云傷寒重在誤下，溫病重在誤汗，即誤下不似傷寒之逆之甚，究竟承氣非可輕嘗之品，故云舌苔老黃，甚則黑有芒刺，脈體沉實，的係燥結痞滿，方可用之。

或問：子言溫病以手經主治，力闢用足經藥之非，今亦云陽明證者何？陽明特非足經乎？曰：陽明如市，胃爲十二經之海，土者萬物之所歸也，諸病未有不過此者。前人云傷寒傳足不傳手，誤也，一人不能分爲兩截。總之傷寒由毛竅[3]而豁，豁、肉之分理之小者；由豁而谷[4]，谷、肉之分理之大者；由谷而孫絡[5]，孫絡，絡之至細者；由孫絡而大絡，由大絡而經，此經即太陽經也。始太陽，終厥陰，傷寒以足經爲主，未始不關手經也。溫病由口鼻而入，鼻氣通於肺，口氣通於胃。肺病逆傳則爲心包，上焦病不治，則傳中焦，胃與脾也，中焦病不治，即傳下焦，肝與腎也。終上焦，始下焦，溫病以手經爲主，未始不關足經也，但初受之時，斷不可以辛溫發其陽耳。蓋傷寒傷人身之陽，故喜辛溫甘溫苦熱，以救其陽；溫病傷人身之陰，故喜辛涼甘寒甘鹹，以救其陰。彼此對勘，自可了然於心目中矣。

白虎湯（方見上焦篇）

大承氣湯方

大黃六錢　芒硝三錢　厚朴三錢　枳實三錢

水八杯，先煮枳、朴，後納大黃、芒硝，煮取三杯。先服一杯，約二時許，得利止後服，不知，再服一杯，再不知，再服。

方論：此苦辛通降鹹以入陰法。承氣者，承胃氣也。蓋胃之爲腑，體陽而用陰，若在無病時，本係自然下降，今爲邪氣蟠踞於中，阻其下降之氣，胃雖自欲下降而不能，非藥力助之不可，故承氣湯通胃結，救胃陰，仍係承胃腑本來下降之氣。非有一毫私智穿鑿於其間也，故湯名承氣。學者若真能透徹此義，則施用承氣，自無弊竇[6]。大黃蕩滌熱結，芒硝入陰軟堅，枳實開幽門之不通，厚朴瀉中宮之實滿（厚朴分量不似《傷寒論》中重用者，治溫與治寒不同，畏其燥也）。曰大承氣者，合四藥而觀之，可謂無堅不破，無微不入，故曰大也。非真正實熱蔽痼[7]，氣血俱結者，不可用也。若去入陰之芒硝，則云小矣；去枳、朴之攻氣結，加甘草以和中，則云調胃矣。

【词解】

[1] 日晡：指申时，即下午3~5点。

[2] 缘缘正赤：整个部位俱为红色。

[3] 溪：指机体肌肉之间的细小缝隙。

[4] 谷：指机体肌肉之间的较大缝隙。

[5] 孙络：人体络脉中最细的部分。

[6] 弊窦：指不良后果。

[7] 蔽痼：指内伏郁结。

【提要】

阳明温病证治大纲。

【析义】

中焦阳明病多由上焦肺经之邪传变而来，即所谓"上焦病不治，则传中焦"。其病位在胃与大肠。温邪传入中焦阳明，邪正交争剧烈，主要表现以阳明里热亢盛的症状为主。火热上炎则面目俱赤；热盛及肺，肺气壅盛则语声重浊，呼吸俱粗；邪热内结肠道，则大便闭结；邪热阻结于膀胱，膀胱气化不利，且邪热灼伤阴津，则小便短赤不畅；肺胃邪热上蒸于舌，则舌苔老黄，甚则黑有芒刺；由于阳明热盛，表证已除，故病人但恶热，不恶寒，日晡益甚。阳明温病又有经证与腑证之别，吴氏提出主要依据脉象进行辨别：阳明经证为无形邪热亢盛，充斥表里内外所致，故脉浮洪而躁急；阳明腑证为有形邪热与燥屎结于肠腑，故脉沉而有力。

吴氏在自注中提出阳明温病的治疗原则："凡逐邪者，随其所在，就近而逐之。"阳明经证的治疗当用白虎汤辛寒清透里热；而阳明腑证的治疗则当以大承气汤通腑泄热为要。由于攻下法易耗阴伤正，故吴氏强调："承气非可轻尝之品，故云舌苔老黄，甚则黑有芒刺，脉体沉实的系燥结痞满，方可用之。"实际上，临床治疗热结肠腑，并非一定要等到舌苔老黄，甚则黑有芒刺，痞满燥实俱全才用下法，以免错过了攻下时机。

【医家解读】

方药中：中焦湿病阶段，邪气盛实，正气抗邪有力，因此正邪交争激烈，治疗上主要用清、下法来祛除热邪、保存阴液，即急下存阴之法。代表方剂为白虎汤和承气汤。凡表现为大热、大汗、大渴、脉洪大者，可用白虎汤清热以存阴；凡表现为热盛、大便闭结甚至出现痞、满、燥、实，脉沉实有力者，可用承气汤攻下以救阴，这说明了阳明温病虽然都表现为里热证，但是如果病位不同，就要采取不同的治疗方法。正如吴鞠通所述："凡逐邪者，随其所在，就近而逐之。"

【名家临证指要】

1. 曹颖甫以大承气汤加减治积滞下利案：陈某，男，16岁，家庭贫困，因饮食失常，外加风寒及饥餐冷饭，导致腹痛拒按，常自下利，色黑，身不热，口渴，脉象滑大，十余日未治。诊断为积滞下利，用大承气汤。大黄四钱、枳实四钱、芒硝二钱。因家贫未加厚朴。服用该方一剂，大下三次黑粪，利止而愈，不须再诊[①]。

2. 曹颖甫以大承气汤治阳明证头痛案：若华，女，头痛伴干呕，服用吴茱萸汤后头痛加剧，休息减轻，咳嗽引腹部疼痛，按之腹部疼痛加剧，身无热，口中干燥，怕见火光，脉象微弱。诊断为阳明证头痛，用大承气汤。大黄三钱、芒硝三钱、枳实四钱、厚朴一钱。服用该方约三小时后下利浊水，病乃愈，不须再诊[①]。

【现代研究】

1. 大承气汤化裁保留灌肠对脓毒症患者凝血功能的影响：大承气汤对凝血功能有障碍的脓毒症患者有较好的治疗效果，多数患者的凝血功能有较大的改善，能够减少并发症的发生[②]。

2. 白虎汤治疗脓毒症：白虎汤治疗脓毒症（毒热内盛证）患者，在减轻炎症反应、调节免疫功能、保护器官功能方面优于地塞米松，且无激素不良反应[③]。

参考文献：

①关忠影，王军. 曹颖甫运用大承气汤治验分析 [J]. 江苏中医药，2020，52（05）：67 - 68.

②葛馨，陈琳. 大承气汤化裁保留灌肠对脓毒症患者凝血功能的影响 [J]. 中西医结合心血管病电子杂志，2019，7（26）：179 + 184.

③胡星星，刘绛云，郭静生，等. 白虎汤治疗脓毒症的临床观察 [J]. 中国中医急症，2017，26（12）：2192 - 2194.

二、中焦篇 10

【原文】

温病三焦俱急，大热大渴，舌燥。脉不浮而躁甚，舌色金黄，痰涎壅甚，不可单行承气者，承气合小陷胸汤主之。

三焦俱急，谓上焦未清，已入中焦阳明，大热大渴，脉躁苔焦，阳土燥烈，煎熬肾水，不下则阴液立见消亡，下则引上焦余邪陷入，恐成结胸之证。故以小陷胸合承气汤，涤三焦之邪，一齐俱出，此因病急，故方亦急也，然非审定是证，不可用是方也。

承气合小陷胸汤方（苦辛寒法）

生大黄五钱　　厚朴二钱　　枳实二钱　　半夏三钱　　栝蒌三钱　　黄连二钱

水八杯，煮取三杯，先服一杯，不下，再服一杯，得快利，止后服，不便再服。

【提要】

温病三焦俱急，痰涎壅盛的证治。

【析义】

"三焦俱急"，是指温病邪热炽盛，已从上焦开始、盛于中焦、将犯下焦的趋势。在上焦肺热未清，灼津成痰，出现痰涎壅肺。在中焦阳明热盛悉俱，症见身大热、口大渴、舌苔黄燥无津、脉不浮而躁动不已，为热盛中焦、消烁津液之象。由于在里之邪炽盛，势必延及下焦，消烁肾液，损伤真阴，虽言"三焦俱急"，但重点在上中焦，因此在治疗上以小承气汤为主，清泄阳明，使邪热得以下达。合用小陷胸汤，清肃肺热，使肺气得降，这样一清一下，则里热得清、肺气得降、津液得存，未治下焦，而下焦肾水自得保存。

【医家解读】

杨进：病机涉及上、中、下三焦，故称为"三焦俱急"，但实际上病位以中焦肠胃为主。所以临床上除见大热、大渴、舌燥等阳热内盛、劫灼津液的表现外，当有脘腹痞满硬痛、大便秘结等实邪内结的症状。脉象不浮而躁甚，说明邪已离表，里热已甚，苔黄而痰涎壅甚，则是痰热结聚的表现。由于本证非单纯阳明腑实，而是兼痰热相结，故不可单行"承气"。治疗的重点也在中焦，所用的承气合小陷胸汤即针对胸中痰涎和阳明腑实。因承气汤虽有攻下腑实之效，但无化痰宽胸之功，故合以小陷胸汤则可起到清化痰热、宽胸散结的作用。

【名家临证指要】

国医大师熊继柏以小陷胸汤合方治恶性肿瘤案：王某，男，76岁，湖南长沙市居民，门诊病历。初诊：2018 年 5 月 18 日。诊断：食管癌化疗后。刻下症见：吞咽梗阻，胸痛，舌红，苔黄腻，脉滑略数。辨证：患者吞咽梗阻，胸痛，舌红，苔黄腻，脉滑略数，为肝气郁结、痰热交阻、胃气上逆之证。治法：清热化痰、润燥解郁、降逆和胃。主方：小陷胸汤合启膈散。处方：沙参15g，砂仁10g，丹参15g，郁金15g，浙贝母30g，茯苓15g，荷叶蒂10g，黄连5g，炒瓜蒌壳6g，法半夏10g，三棱8g，莪术8g，穿山甲6g（穿山甲为国家一级保护动物，现已不用），夏枯草15g，甘草6g。30剂，日1剂，水煎服，分2次温服。

二诊：2018年7月27日。服用前方后，上证已减，舌脉如前。效不更方，续前小陷胸汤合启膈散加味。前方基础上加枳实、白花蛇舌草。30剂，日1剂，水煎服，分2次温服。经随访得知，患者转归良好。

【现代研究】

小陷胸汤临床应用：小陷胸汤具有清热化痰、宽胸散结的作用，在临床中常用于治疗消化系统疾病如慢性糜烂性胃炎、慢性胆囊炎、胆结石、反流性食管炎及脂肪肝；还可用于治疗代谢系统及心血管系统疾病，对于临床因痰热互结而病者，均可使用且疗效良好[1]。

参考文献：

①张敏，吕冠华. 小陷胸汤临床应用概述［J］. 中医药临床杂志，2017，29（11）：1962–1964.

三、中焦篇11

【原文】

陽明溫病，無上焦證，數日不大便，當下之，若其人陰素虛，不可行承氣者，增液湯主之。服增液湯已。周十二時[1]觀之，若大便不下者，合調胃承氣湯微和之。

此方所以代吳又可承氣養榮湯法也，妙在寓瀉於補，以補藥之體，作瀉藥之用，既可攻實，又可防虛。余治體虛之溫病，與前醫誤傷津液、不大便、半虛半實之證，專以此法救之，無不應手而效。

增液湯方（鹹寒苦甘法）

元參一兩　麥冬（連心）八錢　細生地八錢

水八杯，煮取三杯，口乾則與飲，令盡，不便，再作服。

方論：溫病之不大便，不出熱結液乾二者之外。其偏於陽邪熾甚，熱結之實證，則從承氣法矣；其偏於陰虧液涸之半虛半實證，則不可混施承氣，故以此法代之。獨取元參爲君者，元參味苦鹹微寒。壯水制火，通二便，啟腎水上潮於天，其能治液乾，固不待言，本經[2]稱其主治腹中寒熱積聚，其并能解熱結可知。麥冬主治心腹結氣，傷中傷飽，胃絡脈絕，羸瘦短氣，亦係能補能潤能通之品，故以爲之佐。生地亦主寒熱積聚，逐血痹，用細者。取其補而不膩，兼能走絡也。三者合用，作增水行舟之計，故湯名增液，但非重用不爲功。

本論于陽明下證，峙立三法：熱結液乾之大實證，則用大承氣；偏於熱結而液不乾者，旁流是也，則用調胃承氣；偏於液乾多而熱結少者，則用增液，所以迴護其虛，務存津液之心法也。

按吳又可純恃承氣以爲攻病之具，用之得當則效，用之不當，其弊有三：一則邪在心包、陽明兩處，不先開心包，徒攻陽明，下後仍然昏惑讝語，亦將如之何哉？吾知其必不救矣。二則體虧液涸之人，下後作戰汗，或隨戰汗而脫，或不蒸汗徒戰而脫。三者下後雖能戰汗，以陰氣大傷，轉成上嗽下泄，夜熱早涼之怯證，補陽不可，救陰不可，有延至數月而死者，有延至歲餘而死者，其死均也。在又可當日，溫疫盛行之際，非尋常溫病可比，又初創溫病治法，自有矯枉過正不暇詳審之處，斷不可概施於今日也。本論分別可與不可與、可補不可補之處，以俟明眼裁定，而又爲此按語於後，奉商天下之欲救是證者。至若張氏[3]、喻氏[4]，有以甘溫辛熱立法者，濕溫有可用之處，然須兼以苦泄淡滲，蓋治外邪，宜通不宜守也，若風溫、溫熱、溫疫、溫毒，斷不可從。

【词解】

[1] 周十二时：指满十二个时辰，即一昼夜。

[2] 本经：指《神农本草经》。

[3] 张氏：指明代医家张景岳。

[4] 喻氏：指清代医家喻嘉言。

【提要】

阳明温病热结阴亏的证治。

【析义】

温病上焦证已解，而数日不大便者，属于阳明温病，应使用攻下法治疗，若患者素体阴液亏损，液干便秘，则当润肠通便，用增液汤治疗。用增液汤经过一昼夜后，大便仍然未下，说明液亏与热结并存，可配合调胃承气汤轻下，以使胃气调和而大便通畅。

吴氏指出："温病之不大便，不出热结便干二者之外。"偏于实者，用承气法，偏于阴亏，无水舟停者，用增液汤。方中以玄参为君药，苦咸而性微寒，滋阴制火，通调二便，可使肾中之水上输而濡养全身；麦冬滋润通腑为佐药；生地滋阴生津，滋而不膩。三药配伍，寓泻于补，以补药之体，作泻药之用，有增水行舟之效。

【医家解读】

1. 叶霖：温邪以存津液为第一要着，若阳明病虽不大便，而脉不沉实，腹不硬痛，审系胃府液干之秘，此方颇精当。

2. 方药中："阳明温病，无上焦证"，说明患者已没有上焦篇第三条所述的表热证，而出现大便闭结，阳明腑实证，当用承气攻下，但"其人阴素虚"指明患者素体阴虚。阴虚体质常有里热表现，如舌质偏红，脉象细稍数，口渴，便干等症。此为阴液亏损，不能濡润所致。温病的特点是热盛伤阴，若患者素体阴虚，势必进一步耗伤阴液，甚至出现下之不通的情况。承气汤虽有攻下以存阴之功，但无补阴生津之力。因此，吴鞠通特立增液润下一法。正如其所论：热结、液干皆重者，用大承气汤；热结而液不干，表现为热结旁流者，用调胃承气汤；热结轻、液干重者，用增液汤。增液汤方由玄参、麦冬、生地黄组成、以玄参为君。玄参苦咸微寒，入肺、胃、肾经，《本草纲目》言："滋阴降火，解斑毒，利咽喉。"既能清热解毒，又能养阴润便。麦冬，甘微苦微寒，入肺、胃、心经，为养肺、胃津液之要药，生地黄，甘苦寒，入心、肝、肾经，为滋养肝肾、凉血养血之要药。三药合用，共奏生津增液之功效，所以方名"增液汤"。养阴药物性味寒凉，质地滋腻，特别在大量应用时，还具有濡润通便的作用。所以吴氏说："妙在寓泻于补，以补药之体，作泻药之用，即可攻实，又可防虚。"吴鞠通立增液一法，创增液汤方，取增水行舟之意，可以说是对阳明温病阴虚热结证治上的一大发展。

【名家临证指要】

门纯德以增液承气汤加减治高热案：刘某，男，18岁。高热，体温持续在39.5℃左右已21天。虽经中西医救治，高热仍然不退，邀余会诊。症见：鼻干涕少，口唇红，身躁无汗，舌干少津，舌尖红，默然不语，食少纳呆，大便干，小便短赤。脉虚而数。前已用苦寒之品，不宜重蹈覆辙。宜养阴之法。处方：玄参90g，生地黄60g，麦冬60g，当归10g，甘草6g。2剂水煎，空腹热服。药尽热退，转危为安。

按：《内经·至真要大论》曰："有病热者，寒之而热；有病寒者，热之而寒。二者皆在，新病后起，奈何治？岐伯曰：诸寒之而热者取之阴，热之而寒者取之阳，所谓求其属也。"结合前人"凉之不凉，是无水也"之经验，故用大剂量养阴之增液汤。滋少水以灭盛火。方中加用当归，意在活血化瘀，以提高退热之效。

【现代研究】

1. 增液汤治疗干燥综合征：增液汤治疗干燥综合征临床疗效显著，可干预干燥综合征模型小鼠的脾脏指数、血清 $TNF-\alpha$、$INF-\gamma$ 及血流变，其机制可能是通过干预其免疫平衡来治疗干燥综合征[1]。

2. 调胃承气汤对重症患者胃肠功能障碍的治疗作用：危重患者由于病情复杂，变化迅速，自身免疫力和抵抗力低下，为感染高危人群，如不及时治疗，极易发展为脓毒症、严重脓毒症多器官功能障碍综合征，其中胃肠道最先受损，严重者可导致胃肠功能衰竭，延长住院时间、增加病死率。临床研究表明调胃承气汤能有效改善重症患者的胃肠功能障碍及预后[2]。

参考文献：

[1] 国小红，宋国绪. 宋国绪主任医师应用增液汤治疗干燥综合征的实验研究 [J]. 中医临床研究，2018，10 (08)：1-3.

[2] 曹蕊，林新锋，杨海淦，等. 调胃承气汤对重症患者胃肠功能障碍的治疗作用研究 [J]. 广州中医药大学学报，2020，37 (03)：418-421.

四、中焦篇 12

【原文】

陽明溫病，下後汗出，當復其陰，益胃湯主之。

溫熱本傷陰之病，下後邪解汗出，汗亦津液之化，陰液受傷，不待言矣，故云當復其陰。此陰指胃陰而言，蓋十二經皆稟氣於胃，胃陰復而氣降得食，則十二經之陰皆可復矣。欲復其陰，非甘涼不可。湯名益胃者，胃體陽用陰，取益胃用之義也。下後急議復陰者，恐將來液虧燥起，而成乾咳身熱之怯證[1]也。

益胃湯方（甘涼法）

沙參三錢　麥冬五錢　冰糖一錢　細生地五錢　玉竹（炒香）一錢五分

水五杯，煮取二杯，分二次服，渣再煮一杯服。

【词解】

[1] 怯证：一般指虚劳证，此处指以虚损为主的病证。

【提要】

阳明温病攻下后汗出伤阴的证治。

【析义】

温热病最易耗伤阴液，在使用攻下法后，随着病邪的外解可见有出汗，而大量汗出必然会加重阴液的损伤，故治疗"当复其阴"。复阴，此处主要是指补益胃阴，胃为水谷之海，人体十二经脉皆禀气于胃，胃阴恢复，则胃气和降，患者能正常饮食，全身的阴液就可以恢复。方用益胃汤益胃养阴。方中沙参、麦冬、冰糖清养胃阴，细生地、玉竹生津养液。对温病后期肺胃阴伤者，皆可酌情使用。

【医家解读】

方药中：益胃汤的适应证并不限于热病下后汗出伤阴之证，凡热病热退、肺胃阴伤者，均可选用益胃汤作为善后调理方。近年来，用益胃汤治疗部分慢性胃炎等，每收良效，但必须是辨证为胃阴不足者。在临床上治疗一些气虚、阳虚患者，需大量或长期用温燥药物，致使胃津不足者，常常间断使用益胃汤或合入益胃汤，以防止温燥药物耗伤胃阴。

【名家临证指要】

张学文以益胃汤治厌食案：患者，男，47 岁，2018 年 2 月 9 日初诊。半年前因饮食不慎，遂发腹泻，曾在外院经西药治疗，泄泻暂愈而渐觉饮食不香，口中无味，食欲减退，后求中医诊治，皆考虑泻后胃气失和，予以辛燥健脾、消食开胃之品，服 30 余剂并未明显好转，食欲锐减，不饥少食（每日进食量 100～150g），五味不分，口干口黏，舌体发麻僵硬，晨起干呕，身高 175cm，体重 55kg，体重指数（BMI）18kg/cm²，体重较半年前减轻 7kg。查：舌尖红光而无苔，脉沉细微数。辨证：胃阴亏虚，络脉瘀阻。张老认为宜先复其胃，故治以甘寒凉润之法。方以益胃汤加减：沙参 15g，麦冬 15g，玉竹 15g，生地黄 10g，冰糖 15g，石斛 15g，甘草 5g，砂仁 6g，鸡内金 10g，焦山楂 15g。3 剂，每日 1 剂，水煎，分 2 次服。

2018 年 2 月 12 日二诊：食量增至 200～250g，晨起干呕消失，但口中味淡，舌红，无苔，脉沉细，守方再进 3 剂。

2018 年 2 月 15 日三诊：病情豁然有转，口黏消失，味觉转灵，每日可进食 350～400g，唯口干舌麻，大便稍稀，舌红，舌上薄白苔渐生，脉沉细无力。乃胃阴渐复，中气虚象方露。上方去冰糖、生地黄，加山药 30g，炒白扁豆 15g，丹参 15g。继服 6 剂善后[1]。

【现代研究】

1. 益胃汤联合西药治疗幽门螺杆菌相关胃炎临床研究：益胃汤联合西药治疗幽门螺杆菌相关胃炎，能够改善腹胀、腹痛、恶心呕吐、反酸等不适症状，综合疗效显著，根治率高[2]。

2. 益胃汤延缓初老雌性 SD 大鼠皮肤衰老实验研究：益胃汤可以有效改善皮肤组织抗氧化系统的功能，即清除自由基的能力增强，使脂质过氧化产物生成降低，并可减轻对成纤维细胞的损害，刺激成纤维细胞活力使之增加，可促进皮肤胶原蛋白合成，具有预防和延缓皮肤衰老的作用[3]。

参考文献：

①庄伟坤，赵恒侠，李惠林，等. 国医大师张学文运用益胃汤治疗厌食临床经验 [J]. 中国中医药信息杂志，2019，26（11）：121-123.

②张乐乐，耿雷. 益胃汤联合西药治疗幽门螺杆菌相关胃炎的临床分析 [J]. 中国医药指南，2015，13（07）：218.

③张英杰，刘岩，路芳，等. 益胃汤延缓初老雌性 SD 大鼠皮肤衰老的研究 [J]. 中医学报，2019，34（07）：1483-1487.

五、中焦篇 13

【原文】

下後無汗脈浮者，銀翹湯主之；脈浮洪者，白虎湯主之；脈洪而芤者，白虎加人參湯主之。

此下後邪氣還表之證也。溫病之邪，上行極而下，下行極而上，下後裏氣得通，欲作汗而未能，以脈浮驗之，知不在裏而在表，逐邪者隨其性而宣泄之，就其近而引導之，故主以銀翹湯，增液爲作汗之具，仍以銀花、連翹解毒而輕宣表氣，蓋亦辛涼合甘寒輕劑法也。若浮而且洪，熱氣熾甚，津液立見銷亡，則非白虎不可。若洪而且芤，金受火克。元氣不支，則非加人參不可矣。

銀翹湯方（辛涼合甘寒法）

銀花五錢　連翹三錢　竹葉二錢　生甘草一錢　麥冬四錢　細生地四錢

白虎湯、白虎加人參湯（方論并見前）

【提要】

温病下后阴伤无汗里热浮泛于表的证治。

【析义】

"邪气还表"是指温病已经发生到气分阶段，经过治疗，如本段原文中所说的攻下法，里邪已经基本得解，但仍有邪热浮于卫表。本证出现无汗脉浮，与外邪在表，卫气被遏的无汗脉浮有所不同，此处为邪热浮盛于表，作汗无源，加之表气郁闭所致。本证治疗以清解为主，用银翘汤治疗。方中金银花、连翘解毒而轻宣解表，配伍竹叶清上焦之热，甘草益气清火，以麦冬、生地黄滋阴清热，使在表之邪得汗而解。全方具有清上焦之热、益气清火、滋阴清热、透热转气之作用，还有清热解毒不伤阴、凉血止血不留寇的特点。

若下后脉浮洪，为阳明气分的热邪未除，所以仍用辛凉重剂白虎汤以清气分热。如脉洪而芤，说明热伤气阴，所以用白虎加人参汤以清热益气生津。

【医家解读】

刘景源："上焦篇"有"辛凉平剂银翘散"方，本条又有"银翘汤"方，二者都以"银翘"作为方名，似乎只是散剂与汤剂的区别，其实不然。银翘散是以金银花、连翘、竹叶配伍荆芥穗、淡豆豉等轻宣药物，组成辛凉平剂以宣透卫分的风热邪气，是使从表来的邪气还从表出。银翘汤是以金银花、连翘、竹叶配伍麦冬、生地黄以滋阴透表托邪外出，使浮泛于表的里热外解。这两个方剂虽然方名相似而且都有宣表作用，但机制却不相同。

【名家临证指要】

何炳元以银翘汤治儿童银屑病案[①]：董某，女，10 岁，2005 年 5 月 20 日就诊。两个月前曾患感冒，咽痛、发热、扁桃体肿胀发炎，继之头皮起红疹、瘙痒、搔之脱屑，躯干、四肢泛发黄豆大小的红斑丘疹、色鲜红、表面覆有少许银白色鳞屑，刮之易落并见筛状出血，伴尿黄、便秘、舌红苔黄、脉滑数。诊断：银屑病（血热型）。辨证：内有蕴热，郁于血分。治法：清热凉血。方药：银翘汤加减。金银花 10g，连翘 10g，槐花 10g，麦冬 10g，生地黄 10g，竹叶 10g，大青叶 10g，丹参 10g，鸡血藤 10g，山豆根 10g。

二诊：上方连服 7 剂，皮疹未再新发，原皮损颜色转淡，皮疹均自边缘开始消退，咽喉肿痛消失，二便自调。上方去山豆根、槐花、大青叶，加威灵仙 10g，牡丹皮 10g。5 剂。

三诊：皮损基本消退，嘱继续服药 10 剂，以巩固疗效。

按：本案为心肝火盛，血热郁阻，复受风邪，风火相煽，外袭肌肤。郁久化热，气分有热进而波及营血，营血充斥脉络而发鲜红丘疹；热盛则生风生痒，可见白色鳞屑。

方用银翘汤清热凉血，加槐花、大青叶、丹参、鸡血藤、山豆根凉血活血、清咽利喉。

【现代研究】

银翘汤加减治疗流行性腮腺炎：流行性腮腺炎主要是感受风温时毒，邪毒郁结于腮部，致使腮部肿大。临床运用银翘汤加减治疗轻、中型流行性腮腺炎，能够缩短病程，减少患者并发症的发生，疗效显著[②]。

参考文献：

①李廷保，窦志强，潘利忠，等. 何炳元教授辨治儿童银屑病经验 [J]. 中医儿科杂志，2006（02）：4-6.

②王吉英，付蕴英. 银翘汤加减治疗流行性腮腺炎 28 例 [J]. 辽宁中医杂志，2002（06）：350.

六、中焦篇 15

【原文】

下後數日，熱不退，或退不盡，口燥咽乾，舌苔乾黑，或金黃色，脈沉而有力者，護胃承氣湯微和之；脈沉而弱者，增液湯主之。

溫病下後，邪氣已淨，必然脈靜身涼，邪氣不淨，有延至數日邪氣復聚於胃，須再通其裏者，甚至屢下而後淨者，誠有如吳又可所云。但正氣日虛一日，陰津日耗一日，須加意防護其陰，不可稍有鹵莽，是在任其責者臨時斟酌盡善耳。吳又可於邪氣復聚之證，但主以小承氣，本論于此處分別立法。

護胃承氣湯方（苦甘法）

生大黃三錢　元參三錢　細生地三錢　丹皮二錢　知母二錢　麥冬（連心）三錢

水五杯，煮取二杯，先服一杯，得結糞[1]止後服，不便，再服。

增液湯（方見前）

【词解】

[1] 结粪：即燥屎。

【提要】

阳明温病下后邪未尽或邪气复聚的证治。

【析义】

阳明温病使用攻下法数日后，身热未退或退而未尽，治以苦甘法。温病下后，病人发热不退或退不尽，说明邪气未尽，阴液已伤，原文中出现口燥咽干，舌苔干黑或金黄等均为燥热邪气盛的表现。此时应注意固护阴液，不可连续攻下。当观察患者正气强弱，如"脉沉而有力"，说明热结盛实而正气未虚，所以提出用护胃承气汤缓下热结，兼护胃阴。护胃承气汤中含有增液汤，可护胃阴以润便，大黄通下热结，知母清热润燥，牡丹皮清血分伏热，防其热入阴分。如果"脉沉而弱"，说明正气已虚，不耐攻下，只能用增液汤滋阴润便。

【医家解读】

刘景源：在这种情况下，治疗必须用攻补兼施法，因为已用过下法，而且阴伤很重，治疗就应当以滋阴为主，攻下为辅，所以吴氏在分注中说："邪气不净，有延至数日邪气复聚于胃，须再通其里者，甚至屡下而后净者……但正气日虚一日，阴津日耗一日，须加意防护其阴，不可稍有鲁莽。"护胃承气汤中用玄参、细生地、麦冬组成增液汤，再加知母，共同滋阴增液，润肠清热。用生大黄攻下腑实。从其药物组成来看，是以滋阴增液为主、攻下为辅的方剂。因为是"下后数日，热不退"而阴液大伤，热邪已有入阴分的趋势，所以加牡丹皮透阴分的伏热。如果见"脉沉而弱者"，说明正气损伤严重，就不能再用攻伐伤正的大黄，只能用增液汤滋阴润下。

【现代研究】

1. 护胃承气汤治疗消渴便秘：消渴便秘的症状要点为多食易饥，口燥咽干，口微苦，颧红低热，脘腹胀满，大便干结难排，舌质暗红、苔厚黄燥，脉沉有力。护胃承气汤上能润肺燥，中能清胃热，下能滋肾阴，且以清热为主，共奏滋阴泻热通便之功效[①]。

2. 护胃承气汤加味治疗小儿高热便秘：小儿高热便秘属邪热内结，阴津亏损。治以通腑泄热、养阴增液之护胃承气汤攻下燥屎。阴津受伤之证，可避免过下伤阴之弊端。小儿脏腑娇嫩，猛攻易伤及真阴，应用护胃承气汤滋阴增液、润肠清热，效果良好[②]。

参考文献：

①袁云成. 浅析消渴便秘辨治［J］. 吉林中医药，2001（2）：1－2.
②韩芳林. 清热养阴法儿科临床应用琐谈［J］. 甘肃中医，1997（2）：19－20.

七、中焦篇 17

【原文】

陽明溫病，下之不通，其證有五：應下失下[1]，正虛不能運藥[2]，不運藥者死，新加黃龍湯主之。喘促不寧，痰涎壅滯，右寸實大，肺氣不降者，宣白承氣湯主之。左尺牢堅[3]，小便赤痛，時煩渴甚，導赤承氣湯主之。邪閉心包，神昏舌短，內竅不通，飲不解渴者，牛黃承氣湯主之。津液不足，無水舟停者，間服增液，再不下者，增液承氣湯主之。

《經》謂下不通者死，蓋下而至於不通，其屬危險可知，不忍因其危險難治而遂棄之。茲按溫病中下之不通者共有五因：其因正虛不運藥者，正氣既虛，邪氣復實，勉擬黃龍法，以人參補正，以大黃逐邪，以冬、地增液，邪退正存一線，即可以大隊補陰而生，此邪正合治法也。其因肺氣不降，而裏證又實者，必喘促寸實，則以杏仁、石膏宣肺氣之痹，以大黃逐陽胃之結，此臟腑合治法也。其因火腑不通，左尺必現牢堅之脈（左尺，小腸脈也，俗候于左寸者非，細考《內經》自知），小腸熱盛，下注膀胱、小便必涓滴赤且痛也，則以導赤去淡通之陽藥，加連、柏之苦通火腑，大黃、芒硝承胃氣而通大腸，此二腸同治法也。其因邪閉心包，內竅不通者，前第五條已有先與牛黃丸，再與承氣之法，此條係已下而不通，舌短神昏，閉已甚矣，飲不解渴，消亦甚矣，較前條僅僅讝語，則更急而又急，立刻有閉脫之虞，陽明大實不通，有消亡腎液之虞，其勢不可少緩須臾，則以牛黃丸開手少陰之閉，以承氣急瀉陽明，救足少陰之消，此兩少陰合治法也。再此條亦係三焦俱急，當與前第九條用承氣、陷胸合法者參看。其因陽明太熱，津液枯燥，水不足以行舟，而結糞不下者，非增液不可。服增液兩劑，法當自下，其或臟燥太甚之人，竟有不下者，則以增液合調胃承氣湯，緩緩與服，約二時服半杯沃之，此一腑中氣血合治法也。

新加黃龍湯（苦甘鹹法）

細生地五錢　生甘草二錢　人參一錢五分，另煎　生大黃三錢　芒硝一錢　元參五錢　麥冬（連心）五錢　當歸一錢五分　海參（洗）二條　薑汁六匙

水八杯，煮取三杯。先用一杯，沖參汁五分、薑汁二匙，頓服之，如腹中有響聲，或轉矢氣者。為欲便也；候一、二時不便，再如前法服一杯；候二十四刻[4]，不便，再服第三杯；如服一杯，即得便，止後服，酌服益胃湯一劑（益胃湯方見前），餘參或可加入。

方論：此處方於無可處之地，勉盡人力，不肯稍有遺憾之法也。舊方用大承氣加參、地、當歸，須知正氣久耗，而大便不下者，陰陽俱憊，尤重陰液消亡，不得再用枳、朴傷氣而耗液，故改用調胃承氣，取甘草之緩急，合人參補正，微點薑汁，宣通胃氣，代枳、朴之用，合人參最宣胃氣，加麥、地、元參，保津液之難保，而又去血結之積聚，薑汁為宣氣分之用，當歸為宣血中氣分之用，再加海參者，海參鹹能化堅，甘能補正，按海參之液，數倍於其身，其能補液可知，且蠕動之物，能走絡中血分，病久者必入絡，故以之為使也。

宣白承氣湯方（苦辛淡法）

生石膏五錢　生大黃三錢　杏仁粉二錢　栝蔞皮一錢五分

水五杯，煮取二杯，先服一杯，不知再服。

導赤承氣湯

赤芍三錢　細生地五錢　生大黃三錢　黃連二錢　黃柏二錢　芒硝一錢

水五杯，煮取二杯，先服一杯，不下再服。

牛黃承氣湯

即用前安宮牛黃丸二丸，化開，調生大黃末三錢，先服一半，不知再服。

增液承氣湯

即于增液湯内，加大黄三錢，芒硝一錢五分。

水八杯，煮取三杯，先服一杯，不知再服。

【词解】

[1] 应下失下：应该用攻下法治疗而没能及时应用。

[2] 正虚不能运药：正气严重亏虚，影响药物的吸收和运化，药物作用不能发挥。

[3] 左尺牢坚：左手尺部的脉象实大弦长而硬。

[4] 二十四刻：一小时为四刻，二十四刻为六小时。

【提要】

阳明腑实兼证的治疗。

【析义】

吴氏指出："下而至于不通，其为危险可知。"用攻下法是治疗阳明热病的关键点，若在此时失治则会出现多种危证。"下之不通，其证有五"说明纯用攻下法无效，应考虑其他病理因素存在。

一是腑实兼有正虚，当采用扶正祛邪法，用新加黄龙汤补益气阴、攻下腑实。方中人参益气扶正；麦冬、生地黄、当归、海参滋养阴液和营润燥；大黄、芒硝泻热通腑；姜汁宣通胃气；甘草调和诸药。此称"邪正合治法"。

二是腑实兼有肺热，出现气急喘促，坐卧不安，痰涎壅阻不畅，脉象右寸实大，则用宣白承气汤，一面宣肺气之痹，一面逐胃肠之结。方中生石膏清肺胃之热；杏仁、瓜蒌皮宣降肺气，化痰定喘；大黄攻下腑实。此称"脏腑合治法"。

三是腑实兼有小肠热盛，脉象左尺牢坚，并伴有尿色红赤、尿时涩痛，时常感到心烦口渴，则用导赤承气汤通腑之时兼泄小肠之热。方中生地黄、赤芍清心凉血滋阴；黄连、黄柏清小肠之热；大黄、芒硝攻下大肠热结，此称"二肠合治法"。

四是腑实兼有窍闭，出现神志昏迷，舌短缩，口渴而饮水不能解渴，则用牛黄承气汤清心开窍，通腑泄热。本方用安宫牛黄丸清心热以开窍，加生大黄末攻下腑实。因本证既有热闭手少阴心经，又有足少阴肾中的阴液逐渐耗竭的危险，故称为"两少阴合治法"。

五是由于阴液亏损，"无水舟停"出现便秘，当给予增液汤"增水行舟"，滋阴通便。服两剂后大便仍不下者，乃因兼夹腑实，可用增液承气汤滋阴攻下，此为一腑中"气血合治法"。

【医家解读】

1. 叶霖：脉为血脉，乃胃府精液所化，以上朝于肺，盖五脏六腑，皆禀气于胃也。《素问·脉要精微论》所谓内外左右上下，言胸膈腹中，五脏及胃而不及大小肠胆膀胱，亦以胃气为脉之原，而别内外左右上下之分部也，《灵枢》所谓寸主上焦，以候胸中，关主中焦，以候膈中，尺主下焦，以候腹中者，以三焦之气，别上中下也。是两经并未定以大小肠候之两尺，但胃为脉之根，肺为脉之干，根干相同，气口寸关尺为肺经之穴，越人独取寸口以候五脏六腑之气耳，非脏腑即在次寸关尺也。《灵枢》以小肠之脉络于心，大肠之脉络于肺，故于两寸取之，又何不可。《十难》曰：假令心脉急甚者，肝邪干心也，心脉微急者，胆邪干小肠也，是越人亦尝于两寸取大小肠矣。《脉经》曰：左手关前寸口阳绝者，无小肠脉也，阳实者小肠实也，右手关前寸口阳绝者，无大肠脉也，阳实者，大肠实也，是叔和亦当于两寸取大小肠矣。何谓俗候于左寸者非耶，拾人唾余，是真俗见也。要知《难经》《脉经》之论，是从其络以候气也，或以小肠配于左尺，大肠配于右尺，乃上下分属之义，即《内经》之论其位者也。更有以大肠配于左尺，取金水相从之义也，小肠配于右尺，取火归火位之义也，然当以病证相参。如大便秘结，右尺宜实，今右尺反虚，左尺反实者，金水同病也。如小便热淋，左尺宜数，今左尺如常，右尺反数着，相火炽盛也。或两尺如常，而脉应两寸者，便知心移热于小肠，肺移热于大肠也。

2. 孟澍江：正虚不运证治原本应当用攻下法治疗，因为没有及时攻下，导致邪气留连，机体正气严重损伤而不能运化、吸收药力，所以投用的攻下方药不能产生作用。患者身热，腹满便秘，伴见口干咽燥、倦怠少气、撮空摸床、肢体颤动、目中不了了、苔干黄或焦黑、脉沉弱或沉细等症状，用新加黄龙汤治疗。方中用人参益气扶正，麦冬、生地黄、当归、海参养阴滋液和营润燥，大黄、芒硝泻热通腑，姜汁宣畅气机、鼓舞胃气。这种治法称为"邪正合治法"。腑实肺热证治病人出现气急喘促，坐卧不安，喉中痰涎壅阻不畅，脉象见右寸实大，这种病证的发病原因是热结肠腑、肺气不能肃降，可用宣白承气汤治疗。方中以生石膏清肺胃之热；杏仁、瓜蒌皮宣降肺气、化痰定喘；大黄攻下腑实。腑实得下，则肺热易清；肺气清肃，则腑气亦通。由于肺与大肠相表里，故这种方法称为"脏腑合治法"。肠热盛而腑实的病人脉象左尺坚牢，并伴有小便色红赤、尿时涩痛，时常感到心烦口渴，为阳明腑实，并伴有小肠热盛，此时宜投导赤承气汤治疗。方中生地黄、赤芍凉血、滋阴、清心，黄连、黄柏清小肠，大黄、芒硝攻下大肠热结，这种治法称为"二肠同治法"。腑实窍闭证在出现阳明腑实证的同时，又由于热邪内阻心包、机窍堵闭不通，出现神志昏迷、舌短缩、口渴而饮水不能解渴等症状，宜用牛黄承气汤治疗。本方即用安宫牛黄丸清心开窍，加生大黄末攻下腑实。因本证既有热闭手少阴心经，又有足少阴肾中的阴液逐渐耗竭的危险，所以这种治法称为"两少阴合治法"。腑实阴亏证治因为肠道津液不足，大便传送障碍而引起便秘，就像河道中无水致使船舶不能行驶一样，即所谓"无水舟停"。对这种情况可以先服增液汤，如果服后仍然不解大便，说明肠腑热结仍存，应以增液承气汤治疗。方中玄参滋水降火，生地黄、麦冬滋阴润燥，大黄、芒硝泻热软坚、攻下腑实。这种治法称为"一腑中气血合治法"。

【名家临证指要】

1. 赵绍琴以增液承气汤治春温案：宋某，女，65 岁。初诊：初春发病，身热 20 余日，体温 38.5℃上下，形体消瘦，面色暗黑，舌干绛而有裂痕、苔垢厚焦黄，唇焦起皮，胃纳少思，脘腹胀满拒按，口干欲凉饮，咽红干痛，两脉沉细小滑，按之仍有力。素患肺结核十余年，经常夜间有汗，有时低烧。近来感受温邪，屡投辛温解表，重亡津液，阴分过亏，津液大伤，蕴热腑实，便秘不通。阴愈亏而热愈炽，肠愈燥而阴愈耗，必须顾津液以润其燥，通腑实求其热除。本虚标实之证，急以增液承气汤治之。

处方：玄参45g，生地黄30g，麦冬25g，白芍30g，川石斛25g，芒硝1.5g（冲），大黄粉1.2g（冲）。1剂。

二诊：服药后昨夜大便畅通1次，初干如羊屎，后则稍缓，肛门破裂，微带血渍。今日体温37.5℃，舌干绛而有裂痕，胃纳渐开，脘腹胀满已减。咽仍红，干痛已见缓和。两脉沉细小滑，力量稍逊。素体阴分不足、血虚热盛，患温病又复伤阴，大便秘结为液枯肠燥、无水舟停，故先用增水行舟润肠通便法，今便已通，热已减，再以甘寒润燥，以补药之体，作泻药之用，切不可再用硝黄。

处方：北沙参30g，生地黄25g，白芍25g，清阿胶15g（分两次烊化），黑木耳12g，炙鳖甲15g（先煎），麦冬15g。2剂。

三诊：身热已退净，体温37℃，舌苔已化、质绛干裂，胃纳如常，大便又行1次，便下正常，腹不胀满，咽干痛已无，脉见细弦小滑。再以甘寒育阴，从本治疗。

处方：生地黄25g，北沙参25g，生白芍25g，生薏苡仁15g，生白扁豆25g，清阿胶12g（分两次烊化），天冬、麦冬各10g，鸡内金10g。5剂药后诸恙皆安，身热退净。饮食睡眠皆好。嘱平时忌用辛辣厚味，食以清淡为佳。

按：患者平素有肺结核病史，素体阴虚。于初春发病，是"冬不藏精，春必病温"之春温，温热邪气入内伤阴，误用辛温解表之剂重亡津液，致使阴液大伤。阴伤燥热，燥屎内结于肠腑，形成无水舟停之证。先用增水行舟之增液承气汤使便通症减，继以甘寒润燥补药之体作泻药之用，终以甘寒育阴之法治其本。此案充分体现了温病治疗过程中当以顾护阴液为第一要义。

2. 熊继柏以宣白承气汤治腑实喘咳案[①]：患者某，男，35岁，1970年7月因受凉后出现发热、咳嗽，按感冒治疗后病情稍缓，但数日后突然喘促大作，咳嗽加重，痰多而黄稠，且身热，口渴，自汗，胸闷，日晡时阵发潮热，以上半身明显，而两足厥冷，大便正常。诊见患者上半身发热，而下肢却紧裹棉被，舌苔黄白而厚腻，脉滑数、右寸尤显。辨证分析：此患者有一特殊症状，即上热而下寒，是否肠胃中有阻塞呢？但患者大便正常并无不通。吴鞠通说："喘促不宁，痰涎壅滞，右寸实大，肺气不降者，宣白承气汤主之。"

按：患者表现为上热下寒，且痰多、舌苔厚腻、右寸脉滑数为腑实喘咳的表现。患者虽有腑实喘咳的表现，但是无大便秘结，此案提示腑实喘咳也有大便不秘者，治疗当以宣白承气汤通腑泄热、化痰平喘。

【现代研究】

1. 宣白承气汤治疗重症肺炎的临床研究：应用宣白承气汤配合治疗重症肺炎痰热壅肺证患者，宣白承气汤治疗组临床疗效、症状缓解时间、中医证候积分、动脉血氧分压、二氧化碳分压、血氧饱和度、血氧指数、血清白细胞、C反应蛋白、降钙素原等治疗总有效率均优于对照组，高热、气喘、咳嗽等症状缓解时间明显低于对照组。提示宣白承气汤可以抑制炎症因子，改善重症肺炎症状，预后良好[②]。

2. 导赤承气汤治疗急性肾盂肾炎的现代药理研究：导赤承气汤能升高急性肾盂肾

炎模型大鼠分泌型免疫球蛋白 A 水平，降低血中白细胞及中性粒细胞、白介素 –2、血清 C 反应蛋白、尿白细胞水平；能够减轻肾盂黏膜下及间质区中性粒细胞及淋巴细胞浸润、毛细血管扩张、充血及间质水肿，有一定的肾保护作用[3]。

3. 新加黄龙汤治疗肠梗阻现代药理研究：新加黄龙汤能促进粘连性肠梗阻模型大鼠的进食，增加排便量，减少体重下降；能降低粘连性肠梗阻模型大鼠血清 ET、D –乳酸水平；降低粘连性肠梗阻模型大鼠血浆中的全血黏度及全血还原黏度，抑制血小板聚集，减少炎症细胞，减轻肠组织的病理改变，对肠黏膜有保护作用[4]。

4. 牛黄承气汤治疗高热现代药理研究：应用牛黄承气汤灌胃治疗兔病毒性发热模型，实验结果表明牛黄承气汤具有显著的解热效果，能够提高胸腺中 $CD4^+/CD8^+$ 比值，显著提高 P 物质、NT 在脑肠组织及血浆中的含量，具有解热和增强免疫的作用[5]。

5. 增液承气汤治疗热结肠道型气分证现代药理研究：增液承气汤可有效减轻热结肠道型气分证大鼠肠道黏膜脱落、绒毛断裂和炎症细胞浸润等损伤，并能有效降低大鼠血清中 IL –6、TNF – α 含量和大鼠体温，使大鼠肠道组织结构基本恢复正常，恢复肠道黏膜免疫屏障功能。增液承气汤可通过降低体温、维护肠道组织结构正常，降低肠道黏膜上皮内淋巴细胞及升高 GC 细胞数量，抑制血清炎症细胞因子的分泌而起到良好的防治作用[6]。

参考文献：

①李点，聂娅，刘朝圣，等. 熊继柏教授辨治哮喘经验［J］. 中华中医药杂志，2014，29（4）：1148 – 1150.

②蔡海荣，庄杰钦，陈燕虹，等. 宣白承气汤治疗重症肺炎的疗效观察［J］. 时珍国医国药，2019，30（10）：2455 – 2456.

③陈洁. 导赤承气汤治疗大肠杆菌致的大鼠急性肾盂肾炎的实验研究［D］. 石家庄：河北医科大学，2016.

④田利红. 新加黄龙汤防治粘连性肠梗阻模型大鼠的实验研究［D］. 石家庄：河北医科大学，2017.

⑤张思超，周东民，王晓君，等. 牛黄承气汤对病毒性发热兔的退热及免疫调控作用研究［J］. 山东中医药大学学报，2009，33（1）：66 – 67 + 70.

⑥王自力，王晓谦，张鬻，等. 增液承气汤对热结肠道型气分证大鼠肠道组织结构、血清 IL –1β、IL –6 及 TNF – α 含量的影响［J］. 畜牧兽医学报，2016，47（4）：828 – 835.

八、中焦篇 19

【原文】

陽明溫病，乾嘔口苦而渴，尚未可下者，黃連黃芩湯主之。不渴而舌滑者屬濕温。

温熱，燥病也，其嘔由於邪熱夾穢，擾亂中宮而然，故以黃連、黃芩徹其熱，以芳香蒸變化其濁也。

黃連黃芩湯方（苦寒微辛法）

黃連二錢　黃芩二錢　鬱金一錢五分　香豆豉二錢

水五杯，煮取二杯，分二次服。

【提要】

阳明温病干呕的证治。

【析义】

阳明温病，只有干呕而未吐出饮食物，是由于阳明胃热郁结夹有秽浊，扰乱中焦气机升降之故。如口苦而渴，则是热重湿轻，可用黄连黄芩汤辛开苦降，方中以黄连、黄芩苦寒清热，配伍豆豉、郁金芳化湿浊。若不渴而苔滑，当按湿温病辨治。

【医家解读】

杨进：阳明温病，宜用甘寒以清热保津，但是如果见有干呕口苦而渴，提示并非单纯热邪，而是热兼秽浊阻于中焦，扰动胃气上逆，故干呕口苦，治疗宜芳香化浊、苦寒清热，方用黄连黄芩汤。该方用香豉、郁金芳香化浊，以黄芩、黄连苦寒清热。如果口不渴而舌滑，说明湿邪偏重，应归入湿温一类病证，重在化湿。吴氏根据是否夹湿把温病分为两大类：温病之不夹湿者，重在清热养阴保津，宜辛凉甘寒咸寒，一般忌用苦寒，以免化燥伤阴；温病之夹湿者，清热兼以化湿，化湿不唯不避苦寒，如湿重而热不重者，有时还常用苦温、辛燥药物以化湿燥湿。本条热而夹秽，所以可用苦寒合芳香以宣化秽浊、清热燥湿。

【现代研究】

黄连黄芩汤加味治疗急性腹泻的临床研究：急性感染性腹泻多由感染痢疾杆菌和大肠杆菌所致，应用黄芩黄连汤配合西医治疗可显著提高疗效、缩短疗程，并减少西药的胃肠不良反应，有利于胃肠功能的恢复[1]。

参考文献：

[1] 彭力.黄连黄芩汤加味结合西药治疗急性腹泻30例 [J].中国中西医结合急救杂志，2000（04）：256.

九、中焦篇 20

【原文】

陽明温病，舌黃燥，肉色絳，不渴者，邪在血分，清營湯主之。若滑者，不可與也。當于濕温中求之。

温病传裹，理当渴甚，今反不渴者，以邪氣深入血分，格陰於外，上潮於口，故反不渴也。曾過氣分，故苔黄而燥。邪居血分，故舌之肉色絳也。若舌苔白滑、灰滑、淡黄而滑，不渴者，乃濕氣蒸腾之象，不得用清營柔以濟柔也。

清營湯方（見上焦篇）

【提要】

阳明温病邪入营血的证治。

【析义】

阳明温病，病在气分，多表现为舌苔黄而干燥，口渴引饮，是胃热灼津所致。若热邪入里后舌色红绛而不渴者，为热邪深入营分，"格阴于外，上潮于口"所致。吴氏所谓"邪在血分"，实为"邪在营分"之意，营为血中之气，故每以血赅营。宜用清营汤清营泄热、滋养营阴。

在温病过程中，邪热传里，口反不渴，亦可见于湿温病过程中，由湿邪蕴阻气分、津不上承所致，故其舌质并不红绛而舌苔必现滑腻。"或舌苔白滑、灰滑、淡黄而滑"，当按湿温病辨证施治，不宜用清凉柔润的清营汤。

【医家解读】

叶霖：此条以舌绛为主，舌绛不渴夜甚乃入营之候。再按绛而中心黄苔，当气血两清。纯绛鲜红，急涤包络；中心绛干，两清心胃；尖独干绛，专泄火腑；舌绛而光，当濡胃阴；绛而枯萎，急用胶黄；干绛无色，宜投复脉。此二说俱属下焦。以上俱仍合脉证参详，若舌绛兼有白苔，或黄白相间，是邪仍在气分，绛而有滑苔者，则为湿热熏蒸，误用血药滋腻，邪必难解，不可不慎也，详见上下二焦。

【现代研究】

清营汤的现代药理研究：清营汤具有明显的解热、抗炎、免疫调节、抗氧化作用，对血液流变、心肌损害有一定的改善作用，对糖尿病血管病变、糖尿病早期肾脏病变、血栓闭塞性脉管炎和烧伤有明显的治疗作用。该方目前在临床上不单单用于单纯营分证，还可用于治疗气营同病证，特别是对抗生素等西药不敏感的具有气营两燔特征的疾病，使用清营汤可获得理想的效果。因而该方在治疗急性传染性疾病、感染性疾病、免疫性疾病、皮肤病、血管病变，以及其他多科疾病时均可取得良好的疗效[1]。

参考文献：

①张保国，程铁锋，刘庆芳. 清营汤药效及现代临床运用 [J]. 中成药，2009，31（11）：1741 - 1744.

十、中焦篇23

【原文】

斑疹，用升提则衄，或厥，或嗆咳，或昏痙，用壅補則瞀亂[1]。

　　此治斑疹之禁也。斑疹之邪在血络，只喜轻宣凉解。若用柴胡、升麻辛温之品，直升少阳，使热血上循清道则衄；过升则下竭，下竭者必上厥；肺为华盖，受热毒之熏蒸则呛咳；心位正阳，受升提之摧迫则昏痉，至若壅补，使邪无出路，络道比经道最细，诸疮痛痒，皆属于心，既不得外出，其势必返而归之于心，不瞀乱得乎？

【词解】

　　[1] 瞀（mào冒）乱：心中闷乱，头目晕眩。

【提要】

　　温病斑疹的治疗禁忌。

【析义】

　　本节论述温病斑疹之禁，也就是在温病中发生斑疹时，禁忌使用的治法。本节所提出的斑疹治疗禁忌主要为升提、壅补二法。因为邪热已经内陷营血所以治疗应凉血解毒为主，如夹疹者，可配合轻宣透发之品，也即原文所说的"轻宣凉解"。在本条治禁中所说的升提，是指用辛温之剂发散透疹之法。这一治法主要是针对风疹、麻疹表气郁闭较甚者而设的，但通常对这类疾病治疗还是以辛凉宣透为主，不能滥用辛温升提，对于斑疹等营血有热之证更不可滥用辛温升提。至于原文中所提出的忌用壅补，因斑疹本是邪热之病，治以清解为主。但在温病发斑疹时，如正气大虚而出现斑疹内陷、突然隐没之逆证，临床上可见体温骤降、斑疹突然隐没等症，当用补气以托斑疹之法，不属禁忌之法。

【医家解读】

　　1. 叶霖：斑多属血分，疹多属气分。斑点大从肌肉而出，故热在胃。疹点小从血络而出，故热在心包。然即从血络而出，本属血分，但邪由气而闭其血，故多属气分也。治斑宜凉血为重，治疹宜清气为先，如斑疹互见，必当两清血气矣。

　　2. 刘景源：斑是热邪灼伤血络，迫血妄行使血不循经，溢出脉外，瘀于皮下而成；疹是热邪迫血行于表，使血瘀于肤表血络之中而发。二者虽有不同，但都是热邪深入血络之中的病变，治疗虽然有化斑与透疹的区别，但是都必须用清宣凉血之品而禁升提与补，以防邪深病重。吴鞠通在本条分注中对误用这类药物所造成的恶果分析讲解非常透彻精辟。他的意思是说，如果误用柴胡、升麻之类的升提发散药物，鼓动热血上行，则出现衄血。升提太过，则必然导致阴竭于下而充塞于上，致使气血不通，阴阳气不相顺接，从而出现昏厥或四肢冷的"厥"证。如果热血上逆于肺，肺失宣降，就会出现呛咳甚至咳血。热血塞心窍，就会导致神昏，由心热而波及于肝，肝血热盛则出现发痉抽搐。如果误用甘温壅补的药物，如人参、党参、黄芪、熟地黄等，就会导致气机壅塞，使血脉中的热邪无外达的出路，反而壅滞于心窍，闭塞神明，所以就出现神昏瞀乱。

十一、中焦篇24

【原文】

斑疹陽明證悉具，外出不快，內壅特甚者，調胃承氣湯微和之，得通則已，不可令大泄，大泄則內陷。

此斑疹下法，微有不同也。斑疹雖宜宣泄，但不可太過，令其內陷。斑疹雖忌升提，亦畏內陷。

方用調胃承氣者，避枳、朴之溫燥，取芒硝之入陰，甘草敗毒緩中也。

調胃承氣湯（方見前）

【提要】

斑疹使用下法的宜忌。

【析义】

温病发生斑疹而具有阳明证，表现为大便不通、腑气壅滞者，可用调胃承气汤微微攻下，使腑气得通，邪热得以外泄，则斑疹也可透发。温病斑疹用攻下法应注意以下两点：首先在使用攻下法时应既有阳明证，又有"外出不快，内壅特甚"的表现；其次攻下当适可而止，不能过度，除了只能用缓下之剂外，在得下之后不可再下，以免发生内陷之变。

【医家解读】

1. 叶霖：斑疹色淡红而白者，宜松肌透表；斑色赤者，宜透营解毒。此气血之分也。有因痰因食，内壅甚，外出不快，而宜宣泄者，百中一二。是升散不可例禁，攻伐犹须慎重也。

2. 刘景源：本条是热结腑实而致斑、疹发出不畅的治法及禁忌。斑、疹阳明证悉具，外出不快，内壅特甚者，是指发斑或发疹的疾病，因为热结腑实，燥屎阻滞气机，以致气血壅滞不通，邪无出路，使斑、疹外发受阻而发出不畅。治疗应当通下热结腑实，有形热结一去，则气血畅达，斑、疹自可透发。但是使用通下法要注意，应当以"调胃承气汤微和之"，而不可用大承气汤猛攻急下，而且一旦燥屎得下则应停药，切不可过度大泄，以防过泄损伤正气而致邪气内陷。

【现代研究】

调胃承气汤的有效成分及药理作用：调胃承气汤具有调节胃肠运动、调节肠道菌群、清洁肠道、解热、解毒等药理作用。调胃承气汤中包含40多种化合物，主要包括蒽醌类、黄酮类、糖苷类、二苯乙烯苷类等。其中黄酮类及二苯乙烯苷类成分对保肝、免疫调节、治疗心血管系统和消化系统疾病等方面均有作用[1]。

参考文献：

[1]范敏，李晓波. 调胃承气汤的化学成分及药理作用研究进展［J］. 中国药房，2016，27（31）：4446-4448.

十二、中焦篇 27

【原文】

陽明溫病，不甚渴，腹不滿，無汗，小便不利，心中懊憹者，必發黃，黃者梔子柏皮湯主之。

受邪太重，邪熱與胃陽相搏，不得發越，無汗不能自通，熱必發黃矣。

梔子柏皮湯方

梔子五錢　生甘草三錢　黃柏五錢

水五杯，煮取二杯，分二次服。

方論：此濕淫於內，以苦燥之，熱淫於內，佐以甘苦法也。梔子清肌表，解五黃[1]，又治內煩。黃柏瀉膀胱，療肌膚間熱。甘草協和內外。三者其色皆黃，以黃退黃，同氣相求也。按又可但有茵陳大黃湯，而無梔子柏皮湯，溫熱發黃，豈皆可下者哉！

【词解】

[1] 五黄：指黄疸、谷疸、酒疸、女劳疸、黑疸五种黄疸。

【提要】

阳明温病发黄的证治。

【析义】

发黄有阴黄、阳黄之分。温病发黄多因湿热郁蒸所致，故属阳黄范围。阳明温病口不甚渴、腹亦不满，说明其病机既非热蒸胃经亦非邪结胃腑。症见无汗、小便不利，乃湿热内郁不得发越的表现。由于无汗则热不外泄，小便不利则湿无去路，湿热郁蒸，因而发黄。其心中懊憹系湿热内郁之象。吴氏说本证是由邪热与胃阳相搏而成，但如无湿热，难以形成黄疸。从所用的药物来看，栀子、黄柏均为清热燥湿之品，仍是从湿热论治，只是其属热重湿轻。

【医家解读】

叶霖：伤寒阳明病篇，发黄湿热郁于气分者，茵陈蒿汤。湿热不郁于里，而反越于外者，栀子柏皮汤。湿热蓄于内，迫其湿气蒸于外者，麻黄连轺赤小豆汤。若夫温热时疫之黄，发有三十六证，其方法载在《圣济总录》中，可按此法施治也。

【名家临证指要】

刘渡舟以栀子柏皮汤治黄疸型肝炎案：一男孩，10 岁。患黄疸型肝炎，病已日久，血清胆红素值一直很高。前医曾用茵陈蒿汤多剂，住院期间也多次用过茵陈、大黄等注射液，效均不佳。症见身目黄染，心烦、便溏、两足发热，睡觉时常伸到被外，舌苔黄。遂投栀子柏皮汤治之，不数剂则黄退而诸症渐愈。

按：凡湿热发黄，用茵陈蒿汤后，黄仍不退，但正气已渐耗，脾胃之气受损，阴分尚有伏热，如见手足心热、五心烦热等症，用本方治疗尤为适宜。有的医家认为本方不该用甘草，而应当用茵陈。其实不然，应该说本方妙就妙在用甘草以扶正气的治法。

【现代研究】

栀子柏皮汤现代药理研究：栀子柏皮汤能有效降低阳黄模型大鼠血清中谷丙转氨酶、谷草转氨酶、总胆红素、总胆汁酸和补体 C_3、C_4 水平，提高肝脏超氧化物歧化酶活性，缓解肝损伤[1]；能够降低免疫性损伤小鼠血清谷丙转氨酶、谷草转氨酶及肝组织中丙二醛的含量，对免疫性肝损伤小鼠保护作用良好[2]；降低小鼠血清羟脯氨酸及透明质酸水平，改善小鼠肝脏的病理组织变化[3]。

参考文献：

[1] 王佳琳. 栀子柏皮汤清热利湿药效组分解析及其影响因素研究 [D]. 北京：北京中医药大学，2018.

[2] 钱正月. 栀子柏皮汤对肝纤维化的治疗作用及其主要成分的吸收特点和相互作用研究 [D]. 合肥：安徽医科大学，2016.

[3] 杨扬，吴小琴，李小枫，等. 栀子柏皮汤及含栀子配伍组对免疫性肝损伤小鼠的保护作用 [J]. 中国药理学通报，2015，31（12）：1764－1769.

十三、中焦篇28

【原文】

陽明溫病，無汗，或但頭汗出，身無汗，渴欲飲水，腹滿舌燥黃，小便不利者，必發黃，茵陳蒿湯主之。

此與上條異者，在口渴腹滿耳。上條口不甚渴，腹不滿，胃不甚實，故不可下；此則胃家已實而黃不得退，熱不得越，無出表之理，故從事於下趨大小便也。

茵陳蒿湯

茵陳蒿六錢　栀子三錢　生大黃三錢

水八杯，先煮茵陳減水之半，再入二味，煮成三杯，分三次服，以小便利爲度。

方論：此純苦急趨之方也。發黃外閉也，腹滿內閉也，內外皆閉，其勢不可緩，苦性最急，故以純苦急趨下焦也。黃因熱結，瀉熱者必瀉小腸，小腸丙火，非苦不通。勝火者莫如水，茵陳得水之精；開鬱莫如發陳，茵陳生發最速，高出眾草，主治熱結黃疸，故以之爲君。栀子通水源而利三焦，大黃除實熱而減腹滿，故以之爲佐也。

【提要】

阳明温病发黄兼里实的证治。

【析义】

本条为阳黄中热重于湿，热结腑实而致发黄的证治。本条"渴欲饮水，腹满，舌燥黄"，是"胃家已实而黄不得退，热不得越"。"渴欲饮水""舌燥黄"是因胃热而导致肠燥，形成热结腑实之证，出现热盛津伤。"腹满"因为肠燥热结，燥屎阻滞气机。热蒸湿动而上行可以见"但头汗出"，但是热结于里而不得发越，所以"身无汗"，这说明湿热邪气不能出表。"小便不利"说明湿热邪气不能下行。气机不通，邪无出路，由土壅而致木郁，胆热液泄，所以"必发黄"。茵陈蒿汤是《伤寒论》中的方剂，方中三味药都是苦寒之品，所以其方有清泄湿热、荡涤热结的功用。方中以茵陈蒿清利湿热，疏利肝胆为君药。栀子清泄热邪，导热从小便而出。大黄荡涤热结，推陈致新。三药配伍，通大便，利小便，使邪有出路，其黄自退。

【医家解读】

1. 张秉成：治伤寒阳明病，但头汗出，腹满口渴，二便不利，湿热发黄，脉沉实者。夫黄之为病，其源不同，《金匮》论之甚详。大抵不越寒热虚实四者之间，而其要皆由湿郁所致。即脾虚之真色外现，女劳瘅之内有瘀血，亦不无内兼湿浊，故虽补虚行血，而仍不可忘却治湿一端。以黄者土之正气，湿居长夏而属土，内通脾胃故也。此方纯治邪气实而不虚者，如湿热内结而成实证，则茵陈、五苓等药，又属无济，非用下夺之法，不足以杀其邪而导其结，故以栀子泄其前，大黄泄其后。茵陈辛苦微寒，得春初生发之气，能入太阳、阳明，发汗利水，为治黄主药。三味合而用之，前证自然奏效耳。若寒湿内郁而为阴黄者，其证则与前纯乎相反。但阴黄之色瘀而晦，阳黄之色明而鲜；阳黄则口渴、便闭，阴黄则口不渴，二便和，以此为别。姜、附大辛大热，使寒湿之邪从乎阳化，则茵陈又为治寒湿之用耳。足见一物之功，各随佐使而用，不必拘乎一物一用也。

2. 柯琴：太阳、阳明俱有发黄证，但头汗出而身无汗，则热不外越。小便不利，则热不下泄，故瘀热在里。然里有不同，肌肉是太阳之里，当汗而发之，故麻黄连翘赤小豆汤为凉散法。心胸是太阳阳明之里，当寒以胜之，用栀子柏皮汤，乃清火法。肠胃是阳明之里，当泻之于内，故立本方，是逐秽法。茵陈禀北方之气，经冬不凋，傲霜凌雪，偏受大寒之气，故能除生邪留结，率栀子以通水源，大黄以调胃实，令一身内外瘀热，悉从小便而出，腹满自减，肠胃无伤，乃合引而竭之之法，此阳明利水之圣剂也。又曰：仲景治阳明渴饮有四法：本太阳转属者，五苓散微发汗以散水气；大烦躁渴小便自利者，白虎加人参汤清火而生津；脉浮发热小便不利者，猪苓汤滋阴而利水；小便不利腹满者，茵陈蒿汤以泄满，令黄从小便出，病情治法，胸有成竹矣。

【名家临证指要】

刘渡舟以茵陈蒿汤治急性黄疸型肝炎：张某，男，38岁。患急性黄疸型肝炎，发热38.8℃，右胁疼痛，口苦，恶心，厌食油腻之物，一身面目尽黄，大便不爽，小便短黄。舌苔黄腻，脉弦滑数。茵陈30g，大黄9g，栀子9g，柴胡12g，黄芩9g，半夏9g，生姜9g。三剂后，大便畅泻，小便通利，黄毒从二便而去，诸症悉退。三日后，黄疸又作，此乃余邪未净，仍服上方而退。

【现代研究】

茵陈蒿汤治疗肝胆病的现代药理研究：茵陈蒿汤及其有效成分绿原酸、栀子苷、大黄酸、大黄素、芦荟大黄素、大黄酚和大黄素甲醚等，能改变肝内细胞膜表面结构及其渗透性，调节信号通路，调节某些与肝功能有关的蛋白酶的表达，抑制肝细胞凋亡和库普弗细胞以及星状细胞活化，因而具有较显著的抗肝损伤和抗肝纤维化的作用[①]。

参考文献：

①李建缘，刘平，孙明瑜. 茵陈蒿汤治疗肝胆病的作用机制研究进展 [J]. 中药药理与临床，2015，31（06）：241–244.

十四、中焦篇 29

【原文】

陽明溫病，無汗，實證未劇，不可下，小便不利者，甘苦合化，冬地三黃湯主之。

大凡小便不通，有責之膀胱不開者，有責之上游結熱者，有責之肺氣不化者。溫熱之小便不通，無膀胱不開證，皆上游（指小腸而言）熱結，與肺氣不化而然也。小腸火腑，故以三黃苦藥通之；熱結則液乾，故以甘寒潤之；金受火刑，化氣維艱，故倍用麥冬以化之。

冬地三黃湯方（甘苦合化陰氣法）

麥冬八錢　黃連一錢　葦根汁半酒杯，沖　元參四錢　黃柏一錢　銀花露半酒杯，沖　細生地四錢　黃芩一錢　生甘草三錢

水八杯，煮取三杯，分三次服，以小便得利為度。

【提要】

阳明病热盛阴伤而致小便不利的证治。

【析义】

吴鞠通认为阳明温病无汗，一则非阳明无形邪热亢盛，二则"实证未剧"，阳明热结之证不显著，因此"不可下"。此"小便不利"系热结火腑，阴液干涸所致，治非一般渗利之品所宜，故采用冬地三黄汤以甘寒与苦寒之品相合，一以生化阴气，一以清泄邪热。热结得解，阴液得复，则小便自可通利。本条所论的养阴清热法的运用，并不限于温病小便不利者，对热盛阴伤者均可酌用本法。

【医家解读】

1. 叶霖：小便不利而渴者，热在上焦，法当淡渗。小便不利而不渴者，热在下焦，法当苦寒。若屡经汗下，小便不利者，阴竭也，法当育阴。则渗利苦燥，又非所宜矣，

审证处方，不可误也。

2. 张秉成：治阳明温病，实证未剧，湿热相兼，不可下，小便不利，阴津不足者，此汤主之。夫温病一证，与伤寒迥异。伤寒虑在亡阳，及至寒邪化热，传入胃腑，症见燥实，乃成下证。温病虑在伤阴，内多湿热，即使邪入阳明而成可下之证，其黏腻胶固之气，又非下法可去者，而阴气愈热愈伤，势不得不两顾而治，故以生地、玄参、麦冬之养阴津，三黄之化湿热。银花露、芦根汁皆系甘凉清润之品，一可解温邪于外，一可清温邪于中。用甘草者，缓病之急，和药之性耳。

【名家临证指要】

陈廷儒以冬地三黄汤治喘案：丙丰冬，刘伟斋大令之令郎，病喘甚剧，数日一发，发则头痛身热，转侧呻吟，苦不可堪。余切其脉，右部虚数，左更微不可辨，按久又似有数疾情状，知是阴虚阳盛，予以冬地三黄汤，喘势渐平。继减三黄，进以参、芪调养而愈。丁酉夏，因劳复发，他医以头痛身热为外感，而用温疏，以形瘦脉微为中虚，而与补益，病势又剧。余仍前清养治法之，旬余而愈。可见喘系宿疾，多由气质之偏，不得以寻常脉症相例。总恃临证者，随时论病，随病论治，阴阳虚实，辨得清耳。

【现代研究】

冬地三黄汤治疗急性肾功能衰竭现代药理研究：应用冬地三黄汤治疗急性肾功能衰竭少尿期动物模型能显著提高急性肾衰模型大鼠的存活率、有效降低血清肌酐及尿素氮，从而改善肾功能，并能影响急性肾衰模型大鼠肾组织形态学的变化[1]。

参考文献：

①王红梅. 冬地三黄汤对急性肾衰模型大鼠肾组织保护机制研究［D］. 贵阳：贵阳中医学院，2011.

十五、中焦篇30

【原文】

温病小便不利者，淡渗不可与也，忌五苓、八正辈。

此用淡渗之禁也。热病有余于火，不足于水，惟以滋水泻火为急务，岂可再以淡渗动阳而烁津乎？奈何吴又可于小便条下，特立猪苓汤，乃去仲景原方之阿胶，反加木通、车前，渗而又渗乎！其治小便血分之桃仁汤中，仍用滑石，不识何解！

【提要】

温病淡渗之法禁忌。

【析义】

温病小便不利多数是因为邪热导致阴液耗伤所致，应以养阴清热为大法，不可见小便不利而滥用淡渗利尿之剂。如误用淡渗之法，会进一步耗伤阴液。但温病小便不利也有因其他原因而引起的，特别是在湿热性温病中，如湿热阻于下焦、三焦功能失常等也可引起小便不利，此时淡渗就是当用之法。

【医家解读】

1. 叶霖：此言阴竭之小便不利，故不可淡渗。若属热结，自当清利。非凡温病小便不利，皆不可淡渗也。

2. 方药中：前条述温病小便不利之治，本条述温病小便不利之禁。《素问·至真要大论》谓："淡味渗泄为阳。"淡味药具有通阳利小便的作用。用淡味药物的渗泄作用，来达到通利小便的方法，称为淡渗法，是临床常用的利尿方法。温病小便不利不能用淡渗利尿的方法，因为温病小便不利，属于热盛耗阴而致，其治疗当滋阴以益其水源，泻火以清其邪热。如反用淡渗之法，强利其尿，势必更耗竭其阴，伤其化源。五苓散、八正散之类的方剂，均系淡渗利尿之剂，故不可用。必须用上条甘苦合化阴气法。吴氏指出温病出现小便不利，而误用利尿之戒。

十六、中焦篇 31

【原文】

温病燥热，欲解燥者，先滋其乾，不可纯用苦寒也，服之反燥甚。

此用苦寒之禁也。温病有餘於火，不用淡渗猶易明，并苦寒亦設禁條，則未易明也。舉世皆以苦能降火，寒能瀉熱，坦然用之而無疑，不知苦先入心，其化以燥，服之不應，愈化愈燥。宋人以目爲火戶，設立三黃湯[1]，久服竟至於瞎，非化燥之明微乎？吾見温病而恣用苦寒，津液乾涸不救者甚多。蓋化氣[2]比本氣[3]更烈。故前條冬地三黃湯，甘寒十之八、九，苦寒僅十之一、二耳。至茵陳蒿湯之純苦，止有一用，或者再用，亦無屢用之理。吳又可屢詆用黃連之非，而又恣用大黃，惜乎其未通甘寒一法也。

【词解】

[1] 三黄汤：宋以前方书中三黄汤有多首，此处似指《银海精微》三黄汤，由黄连、黄芩、大黄组成，治疗目疾。

[2] 化气：这里指滥用药物引起的病变。

[3] 本气：这里指由病邪导致的病变。

【提要】

温病燥热伤阴的治法治禁。

【析义】

温病燥热为邪热未解但阴津已伤。燥热与实热治法不同，实热应以苦寒之品清热泻火；燥热则用甘寒之品滋养阴液，润燥泻热，不可纯投苦寒之品。因苦能化燥，服之更损伤津液，是以仅可用于治疗实热阴津未伤之证，对于邪热未尽阴液耗伤之燥热证，不可轻投。前冬地三黄汤中用甘寒配合苦寒之药清泄邪热，即是"甘苦合化"之法。

【医家解读】

刘景源：第三十一条是讲温热病中出现燥热口干渴等症状用苦寒药要慎重。温热病的燥热是由于热邪伤津化燥所致，要解除燥热，必须保津、生津，应当用甘寒的药物，而不能只用苦寒药，因为苦寒药虽然能清热，但是苦燥也能伤津，所以"不可纯用"，这也正是治疗温热病常用石膏而不常用黄芩、黄连的原因。吴鞠通的黄连黄芩汤中用黄连、黄芩、郁金、淡豆豉苦寒泄热、宣郁透邪治疗热郁少阳的证候，其方清透少阳郁热固然有效，但却没有考虑到苦寒燥烈伤津的问题，所以应当加白芍、炙甘草、玄参以保津、生津。

十七、中焦篇37

【原文】

風溫、溫熱、溫疫、溫毒、冬溫之在中焦，陽明病居多；濕溫之在中焦，太陰病居多；暑溫則各半也。

此諸溫不同之大關鍵也。溫熱等皆因於火，以火從火，陽明陽土，以陽從陽，故陽明病居多。濕溫則以濕從濕，太陰陰土，以陰從陰，則太陰病居多。暑兼濕熱，故各半也。

【提要】

本节论述不同属性温病中焦病的不同病位。

【析义】

风温、温热、温疫、温毒、冬温等温热性质的温病，病位多在中焦阳明；湿温等湿热性质的温病，病位多在中焦太阴；暑温湿热并重，病位则兼见阳明及太阴。

【医家解读】

方药中：《温病条辨》把温病从性质上是否夹湿分为两大类：温病之不夹湿者，包括风温、温热、温疫、温毒、冬温等，其温邪属阳，以阳从阳，病在中焦，临床表现多为里热证或里实证。从脏腑经络定位上看，可定位在足阳明胃或手阳明大肠，所以说"阳明病居多"；湿温、暑温等为温病之夹湿者，湿邪属阴，以阴从阴，病在中焦，临床表现多为里湿热证，湿阻困脾。从脏腑经络定位来看，可定位在足太阴脾，所以说"太阴病居多"；暑温属于热重夹湿，温热之邪与湿温之邪兼有，热扰阳明，湿困太阴，所以说"暑温则各半也"。也就是说，暑温在中焦时，阳明、太阴的症状均可出现。本条从病邪性质上简明扼要地揭示了其辨证要点。

十八、中焦篇38

【原文】

脉洪滑，面赤身热头晕，不恶寒，但恶热，舌上黄滑苔，渴欲凉饮，饮不解渴，得水则呕，按之胸下痛，小便短，大便闭者，阳明暑温，水结在胸也，小陷胸汤加枳实主之。

脉洪面赤，不恶寒，病已不在上焦矣。暑兼温热，热甚则渴，引水求救。湿郁中焦，水不下行，反来上逆，则呕。胃气不降，则大便闭。故以黄连、栝蒌清在裹之热痰，半夏除水痰而强胃，加枳实者，取其苦辛通降，开幽门而引水下行也。

小陷胸加枳实汤方（苦辛寒法）

黄连二钱　栝蒌三钱　枳实二钱　半夏五钱

急流水五杯，煮取二杯，分二次服。

【提要】

本节论述阳明暑温水结在胸的证治。

【析义】

阳明暑温为湿热性质的温病发展到阳明气分阶段，既可见阳明气分热盛的面赤身热、恶热、渴欲饮冷、脉洪滑等症状，又可见湿热困阻中焦的得水则呕、苔黄滑等症。按之胸下痛、小便短、大便闭为湿阻中焦、胃气不降所致。方用小陷胸加枳实汤，方中黄连、瓜蒌清泄痰热，半夏燥湿化痰、降逆止呕，枳实破气消积、化痰散痞，全方苦寒与辛温相合，辛开苦降以清热祛湿。

【医家解读】

刘景源：在第三十八条中，吴鞠通针对舌白，口渴，无汗者提出用银翘散去牛蒡、玄参，加杏仁、滑石主之。银翘散能疏透风热而解表，而且方中的银花、薄荷都是芳香药，又能芳香化湿。加杏仁开肺气以宣气机，滑石利下窍，二者相配以通调水道，使体内的暑湿邪气有外泄的出路。但是在暑湿内盛的情况下，加这两味药的力量仍嫌不够，如果湿阻气机而见胸闷者，可以加郁金与香豉以行气宣郁，银翘散原方中有淡豆豉，属辛温药，这里所加的香豉是辛凉芳香之品，其宣郁化湿作用更强。如果见舌苔厚腻或有恶心呕吐痰多者，可以加半夏以燥湿降逆止呕，加茯苓以健脾利湿。如果见"小便短"者，还可以在方中加生薏苡仁健脾利湿清热，加白通草以增强通利三焦水道的作用，给湿邪找出路，使有形之湿外泄，无形之热就可以随湿邪外散。如果无汗而恶寒较重，可以加藿香、苏叶以增强解表化湿之力。

【名家临证指要】

1. 刘景源以小陷胸加枳实汤加减治胃脘痛案：患者某，女，52岁，2012年10月18日初诊。症见：反复中上腹胀痛3年，加重两周。患者自3年前开始胃脘隐痛，胃镜显示浅表性胃炎伴糜烂。间断服中西药 3 年，病情时好时坏。近半个月来因老父亲在协和医院住院，陪床操劳，饮食不规律，情绪不佳，病情加重。刻诊：胃脘疼痛，泛酸，烧心，畏冷、酸、辣、甜食物，纳谷不馨；伴口干、口苦，神疲乏力，大便先干后溏、排出无力，脉弦滑数，舌淡胖，苔薄黄腻。证属中焦虚寒，肝胃不和。治当温中散寒、疏肝和胃。方用黄芪建中汤合小陷胸加枳实汤加减：生黄芪、炙黄芪各 20g，桂枝 10g，炒白芍 20g，生姜 3 片，焦山楂、焦麦芽、焦神曲各 10g，乌枣 20g，炙甘草 10g，黄连 6g，全瓜蒌 30g，清半夏 10g，炒枳实 10g，吴茱萸 3g，鸡内金 10g，乌贼骨 15g，煅瓦楞子 30g（先煎），浙贝母 15g，生白术 60g，厚朴 10g。水煎服，分 2 次温服。服上方 7 剂，胃脘痛、烧心、泛酸已基本痊愈。因父亲做手术，未能及时复诊，现已停药 1 周。刻诊：胃脘痛已除，但见左胁下疼痛，B 超显示无异常。右侧耳鸣，胸闷，下午自觉面颊红热感，咳嗽、痰色白、质黏稠量少。脉弦滑数、舌暗苔薄白。证属：肝胃不和，痰湿阻肺。治当：疏肝和胃、健脾祛湿、化痰止咳。方用黄芪建中汤合小陷胸加枳实汤、小柴胡汤、旋覆花汤加减：柴胡 12g，黄芩 9g，黄连 6g，姜半夏 12g，全瓜蒌 15g，党参 10g，枳壳 10g，桔梗 10g，牛膝 10g，旋覆花 15g（包煎），炒白芍 15g，炙甘草 10g，橘皮 10g，炙黄芪 20g，生山药 30g，延胡索 10g，干姜 10g。去滓再煎，分 3 次温服。上方服 14 剂，诸症痊愈。1 月后随访，未见复发。

　　按：本案患者胃脘痛，病程日久，食冷、酸、辣、甜食物或劳累后加重，便先干后溏，舌质淡胖，苔白厚，证属中焦虚寒；兼见吞酸，烧心，口苦，口干，脉弦，证属肝热犯胃，故首诊辨证为本虚标实、寒热错杂。刘师以黄芪建中汤以健脾益气、温中散寒；辅以小陷胸加枳实汤清热化痰、消痞散结；针对胃脘痛兼有泛酸、烧心者，善用左金丸加减，但不拘原方 6∶1 的用量比例，而多为 2∶1 或 1∶1 或灵活配比，其中吴茱萸用量多为 1~3g，黄连用量多为 1~6g，随寒热变化灵活增减黄连、吴茱萸的用量，热较甚者，多用黄连，少用吴茱萸；寒多热少者，多用吴茱萸，少用黄连；寒热相当者，则二者等量，如此每奏奇效。

　　2. 周仲瑛以小陷胸加枳实汤加味治食少案：王某，男，59 岁。1957 年曾患肝炎，经治已愈。长期纳呆少食，由渐至甚，已达数年，且形体瘦削。多方检查治疗少效。

　　初诊：1996 年 11 月 13 日。近数年来，食纳渐呆，甚则不思饮食，稍有恶心，长期大便干结，口干，苔薄黄腻、质红，脉小弦滑。诊为湿热中阻，脾虚肠燥。方：黄连 3g，全瓜蒌 20g，炒枳实 15g，法半夏 10g，生白术 20g，太子参 10g，橘皮 6g，竹茹 6g，炒白芍 10g，炙甘草 3g，厚朴花 3g，炒谷芽 10g，炒麦芽 10g。14 剂。

　　二诊：1996 年 11 月 27 日。药后脘胀、恶心改善，食纳好转，大便基本通畅，但仍偏干，口苦，苔黄、质红，脉小弦滑。仍当清中化湿、健脾润肠。方：黄连 3g，全瓜蒌 25g，炒枳实 15g，法半夏 10g，生白术 20g，太子参 10g，橘皮 6g，竹茹 6g，炒白芍 15g，当归 10g，炙甘草 3g，厚朴花 3g，炒谷芽 10g，炒麦芽 10g。7 剂。

　　三诊：1996 年 12 月 4 日。食纳改善，脘腹胀意不尽，口苦，大便干结，稍有头昏，苔黄薄腻、质暗红，脉小弦。脾虚胃弱肠燥，湿热中阻，腑气不降。原方去竹茹，加火麻仁 10g，全瓜蒌改用为 30g。7 剂。

四诊：1996 年 12 月 11 日。从脾虚肠燥、湿热中阻治疗，投小陷胸加枳实汤加味，食纳改善，脘痞得舒，大便通畅，口干不欲饮，头昏手麻，苔黄薄腻、质红，脉弦滑。守原意立方巩固。原方去竹茹、火麻仁调理半月至愈。

按：本例患者虽纳少、形瘦，但精神尚振，语声有力，不似虚劳之人声低、息微、神倦，加之口苦，苔薄黄腻。据此拟从湿热中阻、脾虚肠燥论治，且因证属标实本虚，故宜重在清化、兼以健脾，投小陷胸加枳实汤加味，果然一箭中的，数年痼疾，1 个月而愈。方中妙在大剂量生白术和太子参与小陷胸加枳实汤的配伍，健润脾运、清化湿热，使湿热积滞得下，则脾胃之气复苏，"六腑以通为用"实属至理。若误从虚治，则失之远矣。

【现代研究】

小陷胸加枳实汤体外抗菌作用研究：采用合煎水提取工艺提取小陷胸加枳实汤有效成分对金黄色葡萄球菌敏感、黑曲霉菌敏感，对大肠埃希菌为低度敏感，表明小陷胸加枳实汤具有一定的体外抗菌作用[1]。

参考文献：

[1]付敏东，赖水招，郑锦坤，等.小陷胸加枳实汤有效成分提取工艺及其抗菌作用[J].中华中医药学刊，2014，32（03）：649-651.

十九、中焦篇41

【原文】

暑温蔓延三焦，舌滑微黄，邪在氣分者，三石湯主之；邪氣久留，舌絳苔少，熱搏血分者，加味清宮湯主之；神識不清，熱閉內竅者，先與紫雪丹，再與清宮湯。

蔓延三焦，則邪不在一經一臟矣，故以急清三焦爲主。然雖云三焦，以手太陰一經爲要領。蓋肺主一身之氣，氣化則暑濕俱化，且肺臟受生於陽明，肺之臟象屬金色白，陽明之氣運亦屬金色白。故肺經之藥多兼走陽明，陽明之藥多兼走肺也。再肺經通調水道，下達膀胱，肺痹開則膀胱亦開，是雖以肺爲要領，而胃與膀胱皆在治中，則三焦俱備矣，是邪在氣分而主以三石湯之奧義也。若邪氣久覊，必歸血絡，心主血脈，故以加味清宮湯主之。內竅欲閉，則熱邪盛矣，紫雪丹開內竅而清熱最速者也。

三石湯方

飛滑石三錢　生石膏五錢　寒水石三錢　杏仁三錢　竹茹（炒）二錢　銀花三錢，花露更妙　金汁[1]一酒杯，沖　白通草二錢

水五杯，煮成二杯，分二次溫服。

方論：此微苦辛寒兼芳香法也。蓋肺病治法，微苦則降，過苦反過病所，辛涼

所以清热，芳香所以败毒而化浊也。按三石，紫雪丹中之君药，取其得庚金之气，清热退暑利窍，兼走肺胃者也；杏仁、通草为宣气分之用，且通草直达膀胱，杏仁直达大肠；竹茹以竹之脉络，而通人之脉络；金汁、银花，败暑中之热毒。

加味清宫汤方即于前清宫汤内加知母三钱、银花二钱、竹沥五茶匙冲入。

方论：此苦辛寒法也。清宫汤前已论之矣，加此三味者；知母泻阳明独胜之热，而保肺清金；银花败毒而清络；竹沥除胸中大热，止烦闷消渴；合清宫汤为暑延三焦血分之治也。

【词解】

[1] 金汁：即粪清，又名黄龙汤。为取健康人的粪便封于缸内，埋入地下，隔1～3年取出其上层的清汁即是。但目前临床上已不用。

【提要】

暑湿弥漫三焦的证治。

【析义】

暑温蔓延三焦，是指暑湿之邪并不局限于某一脏腑，而是上中下三焦俱病，上焦肺气不化，中焦脾胃失运，下焦膀胱不利，可表现出身热、面赤、足冷、脘痞、小便短涩、便出黄色稀水而肛门灼热等症状，上中下三焦互相影响，上焦肺气不化，则下焦水道不利；水道不利，则暑湿难以外泄。病变在气分，可用三石汤治疗。方中杏仁开上焦肺气；竹茹、石膏清泄中焦邪热；滑石、寒水石、通草清利下焦湿热；金银花、金汁涤暑解毒。共奏清热利湿、宣通三焦之功。

舌绛苔少，则为暑湿化热、热入营分之证，可用加味清宫汤治疗；若以神昏为主，则用清宫汤配合紫雪丹之类以清心凉营开窍。

【医家解读】

方药中：暑热易犯心包，如果出现神志障碍，如神昏、谵语等，是热邪闭塞心窍。先用紫雪丹芳香清热开窍，再用清宫汤清包络之热。这里首选紫雪丹是因为紫雪丹不但可以芳香开窍，而且具有通利大小便而导热下泄的功效，可使暑热暑湿从二便排出体外。

【名家临证指要】

刘仕昌以三石汤治暑湿发热案[①]：暑湿弥漫三焦，症见发热或午后热甚，面赤头晕，咳嗽，脘腹胀满，饮水不多，纳呆，大便溏，小便黄，舌红、苔黄滑，脉滑数。用生石膏（先煎）、薏苡仁各30g，滑石20g，金银花15g，藿香、黄芩、杏仁各12g，竹叶、青蒿（后下）各10g，甘草6g。若见纳呆甚者加麦芽、山楂、鸡内金以开胃消滞，咳嗽甚者加浙贝母、枳壳、瓜蒌皮以宽胸理气、化痰止咳；恶心呕吐者加黄连、竹茹以清热止呕；夜寐不宁者加柏子仁、酸枣仁以宁心安神。

按：此时暑湿病邪弥漫三焦气分，致三焦气机失调，而出现上、中、下三焦的证候。刘老认为：此型多见午后热甚，究其原因，是湿为阴邪，旺于阴分，与暑合邪，则多见午后热甚，与阳明腑实证之日晡潮热有区别。暑湿弥漫三焦者，治宜清热利湿、宣通三焦，方用三石汤加减。

【现代研究】

三石汤治疗发热及湿热型皮肤病：三石汤单用或合用治疗温病气分发热，均能够快速退热，缓解不适症状[②]。三石汤的清热力量较除湿强，可以治疗湿热兼有、热重于湿的皮肤病，如脓疱疮、红皮型银屑病、药疹、带状疱疹、痤疮等[③]。

参考文献：

①史志云，钟嘉熙. 刘仕昌教授治疗暑湿发热的经验［J］. 新中医，1993（07）：3－5.

②晏石枝. 三石汤和五味消毒饮加味治疗温病气分发热疗效观察［J］. 陕西中医，2012，33（08）：949－950.

③袁伟畅，刘文静，齐潇丽，等. 白彦萍运用经典方治疗皮肤病心得［J］. 中华中医药杂志，2016，31（08）：3138－3140.

二十、中焦篇42

【原文】

暑温伏暑，三焦均受，舌灰白，胸痞闷，潮热呕恶，烦渴自利，汗出溺短者，杏仁滑石汤主之。

舌白胸痞，自利呕恶，湿为之也。潮热烦渴，汗出溺短，热为之也。热处湿中，湿蕴生热，湿热交混，非偏寒偏热可治，故以杏仁、滑石、通草，先宣肺气，由肺而达膀胱以利湿，厚朴苦温而泻湿满，芩、连清里而止湿热之利，郁金芳香走窍而开闭结，橘、半强胃而宣湿化痰以止呕恶，俾三焦混处之邪，各得分解矣。

杏仁滑石汤方（苦辛寒法）

杏仁三钱　滑石三钱　黄芩二钱　橘红一钱五分　黄连一钱　郁金二钱　通草一钱　厚朴二钱　半夏三钱

水八杯，煮取三杯，分三次服。

【提要】

本节论述暑湿布于三焦的证治。

【析义】

暑湿散漫于全身、布于三焦时，邪在上的主要表现为汗出、烦渴；邪在中的主要表现痞满、呕恶，邪在下的主要表现自利、溺短等。所以，治疗主以清热、宣气、化湿，方用杏仁滑石汤，正是取其宣开气机、清化湿热之效。

【医家解读】

刘景源：吴鞠通在分注中所说的"以杏仁、滑石、通草，先宣肺气，由肺而达膀胱以利湿"这句话是很有深度的，杏仁开上焦，滑石利下窍，通草通三焦，使湿邪下行而去，是确有实效的治疗方法，这也是吴鞠通治疗湿热病的用药特长之一。

【名家临证指要】

许家松以杏仁滑石汤加味治水肿案[①]：曲某，男，22岁，2001年3月30日初诊。主诉下肢水肿反复发作20个月，发热、咽痛反复发作近1个月。患者于1999年8月冷水浴后出现咽痛、下肢水肿，在当地医院查尿蛋白（+++）。病属湿热弥漫三焦。治以宣气、化湿、清热。方用杏仁滑石汤加味。处方：杏仁10g，滑石30g，薏苡仁30g，炒黄芩10g，黄连6g，厚朴6g，法半夏10g，通草3g，生石膏20g，郁金10g，橘红10g，白豆蔻6g，西洋参1g（单服），竹叶10g。9剂，水煎服，日1剂。2001年4月9日二诊：上方服用2剂后，肿减，纳增，精神好转，身不痛，恶心、胸闷明显减轻，便干好转，可侧卧，口仍苦，唇略干。尿量增至4000mL/24h。舌质稍暗红，舌苔薄白，脉左细弦，右沉细。上方加生地黄12g，牡丹皮10g，西洋参改2g（单服），10剂。

按：此例患者症见高度水肿，少尿。许师不拘于水肿的治疗常法，详审其变，辨其证属湿热弥漫三焦，应用杏仁滑石汤合入三仁以加强宣化之力，并因其病久，气阴两虚，故加西洋参以益气养阴，正所谓宣化清补同施，虽是急则治其标，亦不忘顾其本。故服9剂药后肿消，尿大增，诸症悉减。

【现代研究】

杏仁滑石汤临床应用的研究：杏仁滑石汤具有苦辛通降、清利三焦湿热之功，主治湿热弥漫三焦。临床应用杏仁滑石汤加减可以治疗暑湿郁遏卫气所致的感冒，湿热中阻、胃气上逆所致慢性胃炎，湿热下注、膀胱气化不利所致急性肾盂肾炎，湿阻胃阳、中焦气机不通所致顽固性呕吐等疾病，且均能取得较好疗效[②③]。

参考文献：

①马晓北. 许家松运用杏仁滑石汤经验举隅 [J]. 中国中医药信息杂志，2002（04）：72-74.

②戴红惠. 杏仁滑石汤加减治验三则 [J]. 实用中医药杂志，2014，30（10）：968-969.

③郭建生，刘晓峰. 杏仁滑石汤治疗顽固性呕吐验案1例 [J]. 江西中医药，2013，44（02）：28.

二十一、中焦篇56

【原文】

吸受秽湿，三焦分佈，热蒸头胀，身痛呕逆，小便不通，神識昏迷，舌白，渴不多饮，先宜芳香通神利竅，安宮牛黄丸；繼用淡渗分消濁濕，茯苓皮湯。

按此證表裏經絡臟腑三焦，俱爲濕熱所困，最畏內閉外脫，故急以牛黄丸宣竅清热而护神明；但牛黄丸不能利湿分消，故继以茯苓皮汤。

安宫牛黄丸（方法见前）

茯苓皮汤（淡渗兼微辛微凉法）

茯苓皮五钱　生薏仁五钱　猪苓三钱　大腹皮三钱　白通草三钱　淡竹叶二钱

水八杯，煮取三杯，分三次服。

【提要】

湿热困遏三焦而神昏的证治。

【析义】

本条为湿阻气机，小便不通的证治。小便不通为湿阻膀胱、气化不利所致。湿热邪气上蒙清窍出现热蒸头胀，弥漫肌肉出现身痛，由下焦向中焦弥漫导致胃气不降出现呕逆，神志昏迷为下焦湿热上蒙心包。舌白，渴不多饮表明此时证候为湿重于热。治疗采取先用安宫牛黄丸芳香开窍，再用茯苓皮汤淡渗分消湿浊。茯苓皮利水渗湿，生薏苡仁甘淡微寒而淡渗利湿，猪苓淡渗利湿，这三味利湿药互相配伍、互相促进，从湿中泄热；白通草通利三焦水道，增强利湿作用；大腹皮苦温，燥湿降浊；淡竹叶透热，又能导热下行从小便而出。

【医家解读】

1. 方药中：本条阐述湿热郁困三焦神志昏迷的证治。"吸受秽湿"指外感湿热夹秽浊之气。秽浊之气最易阻闭心包出现神志障碍。"三焦分布"指湿热弥漫三焦，在上焦表现为热蒸头胀、身痛，并出现湿热蒙蔽心包，神志昏迷；在中焦表现为呕逆、渴不多饮；在下焦表现为小便不通。本条虽属三焦俱受，但以内闭心窍最为急重。所以应先用安宫牛黄丸芳香开窍醒神。继而再用茯苓皮汤清利湿热以治其本。茯苓皮汤以甘淡的茯苓、猪苓、薏苡仁、通草以健脾利湿，甘淡、微寒的淡竹叶清心利尿，辛微温的大腹皮既能行气，又能利湿。本方重用淡渗药物以利湿，合辛凉以散热，所以吴氏谓之"淡渗兼微辛微凉法"。

2. 杨进：本条突出症状是小便不通和神昏。其属邪闭心包，所以当先用开窍剂，文中用安宫牛黄丸，但如秽浊较甚，也可用至宝丹，如热邪不著，有时也有用苏合香丸温开之剂。窍闭得开，再转手用茯苓皮汤利湿祛浊。本节所论的神志症状显然要比前两条者为甚，治法也有很大的不同。

【现代研究】

加味茯苓皮汤治疗湿热下注型尿路感染[1]：应用加味茯苓皮汤治疗湿热下注型尿路感染，患者尿频、尿急、尿痛有明显改善，临床治疗有效率为90.2%，尿白细胞定量、尿细菌数经治疗后显著降低。茯苓皮汤能够提高机体整体或局部黏膜免疫能力，且未见明显的副作用，提示加味茯苓皮汤治疗尿路感染值得在临床推广。

参考文献：

①吴蝉丰．加味茯苓皮汤治疗湿热下注型尿路感染疗效观察 ［D］．广州：广州中医药大学，2011．

二十二、中焦篇 58

【原文】

三焦濕鬱，升降失司，脘連腹脹，大便不爽，一加減正氣散主之。

再按此條與上第五十六條同爲三焦受邪，彼以分消開竅爲急務，此以升降中焦爲定法，各因見證之不同也。

一加減正氣散方

藿香梗二錢　厚朴二錢　杏仁二錢　茯苓皮二錢　廣皮一錢　神曲一錢五分
麥芽一錢五分　綿茵陳二錢　大腹皮一錢

水五杯，煮二杯，再服。

方論：正氣散本苦辛溫兼甘法，今加減之，乃苦辛微寒法也。去原方之紫蘇、白芷，無須發表也。去甘、桔，此證以中焦爲扼要，不必提上焦也。祇以藿香化濁，厚朴、廣皮、茯苓、大腹瀉濕滿，加杏仁利肺與大腸之氣，神曲、麥芽升降脾胃之氣，茵陳宣濕鬱而動生發之氣，藿香但用梗，取其走中不走外也。茯苓但用皮，以諸皮皆涼，瀉濕熱獨勝也。

【提要】

湿阻胃肠的证治。

【析义】

本条是湿重于热，郁阻于脾胃中焦的证治。其病机为"升降失司"，即湿邪中阻影响了脾胃的升降功能，故以脘腹胀满、大便溏而不爽为主要临床表现。治以一加减正气散疏化中焦湿浊、升降脾胃之气。本方为藿香正气散加减而成，吴氏指出："去原方之紫苏、白芷，无须发表也。去甘、桔，此证以中焦为扼要，不必提上焦也。只以藿香化浊，厚朴、广皮、茯苓、大腹皮泻湿满，加杏仁利肺与大肠之气，神曲、麦芽升降脾胃之气，茵陈宣湿郁而动生发之气，藿香但用梗，取其走中不走外也。茯苓但用皮，以诸皮皆凉，泻湿热独胜也。"

【医家解读】

孟澍江："三焦湿郁"，字面之意似指湿邪郁阻三焦气机，但从主症"脘连腹胀，大便不爽"来看，病变中心实偏于中焦。其病机特点是"升降失司"，即湿邪中阻影响了脾胃的升降功能，故以脘腹胀满、大便溏而不爽为主要临床表现。治以一加减正气散疏化中焦湿浊、升降脾胃之气。本条源于《临证指南医案·卷五》，从原案可见，吴氏的一加减正气散以此案方药所订，而叶氏也是从《太平惠民和剂局方·治伤寒方》的藿香正气散加减化裁而来，从用药的取舍看，其治疗重点在于疏化中焦湿浊。

【名家临证指要】

李世增以一加减正气散治头痛案[①]：马某，女，36 岁，农民 1990 年 9 月初诊。头痛如裹，尤以右侧为重、已半月有余，痛甚恶心呕吐，彻夜难眠，并伴有脘腹胀闷，二便不爽。就诊前曾按偏头痛治疗，症不缓解，舌白、脉缓。用正气散法加减。方：藿香10g，厚朴10g，陈皮10g，茯苓15g，茵陈15g，荷叶10g，杏仁10g，神曲10g，麦芽10g，白芷10g。服药3剂，症情大减，再进3剂而愈。

参考文献：

① 李世增. 试论加减正气散及运用 [J]. 北京中医，1993（01）：45－46.

二十三、中焦篇59

【原文】

濕鬱三焦，脘悶，便溏，身痛，舌白，脈象模糊，二加減正氣散主之。

上條中焦病重，故以升降中焦爲要。此條脘悶便溏，中焦證也，身痛舌白，脈象模糊，則經絡證矣，故加防己急走經絡中濕鬱；以便溏不比大便不爽，故加通草、薏仁，利小便所以實大便也；大豆黃卷從濕熱蒸變而成，能化蘊釀之濕熱，而蒸變脾胃之氣也。

二加減正氣散（苦辛淡法）

藿香梗三錢　廣皮二錢　厚朴二錢　茯苓皮三錢　木防己三錢　大豆黃卷二錢
川通草一錢五分　薏苡仁三錢

水八杯，煮三杯，三次服。

【提要】

湿郁三焦，阻滞经络的证治。

【析义】

本条论述湿热内阻气机，外滞经络证治。本证病机特点是湿热内蕴脾胃，升降失司而同时湿热阻滞经络，经气不畅。症见脘闷、便溏，为湿蕴中焦脾胃、运化失职之象；身痛系湿邪停着经络的表现；苔白而脉象模糊，则为湿阻气机之征。治用二加减正气散以宣气利湿、疏通经隧。

【医家解读】

孟澍江：本证与上证（中焦篇58条）虽均属湿郁中焦气分为主，但病机重点有所不同，上证病机重心在于中焦升降失司，临床以脘腹胀满、大便不爽为主要表现；本证虽亦中焦见症，但病机偏于湿阻气机，肠腑泌别失职，且兼湿邪郁滞经络，故症见脘闷便溏，身痛，脉象模糊。在二加减正气散中运用了木防己、薏苡仁、大豆黄卷等宣通经络湿邪之品。

【名家临证指要】

李世增以二加减正气散治全身肌肉疼痛案① ：王某，男，69岁，工人，1989年10

月初诊。一周前因冒雨，发热虽退，全身肌肉疼痛难忍，尤以午后为重。脘腹胀闷，二便不爽，苔白腻，脉濡缓。用正气散法加减。方：藿香 10g，厚朴 10g，陈皮 10g，茯苓 12g，木防己 10g，羌活 10g，苍术 10g，通草 10g，薏苡仁 30g。药进 3 剂而病愈。

参考文献：

①李世增. 试论加减正气散及运用［J］. 北京中医，1993（01）：45 –46.

二十四、中焦篇60

【原文】

秽湿着裹，舌黄脘闷，气机不宣，久则酿热，三加减正气散主之。

前两法，一以升降为主，一以急宣经隧为主；此则以舌黄之故，预知其内已伏热，久必化热，而身亦热矣，故加杏仁利肺气，气化则湿热俱化，滑石辛淡而凉，清湿中之热，合藿香所以宣气机之不宣也。

三加减正气散方（苦辛寒法）

藿香连（梗叶）三钱　茯苓皮三钱　厚朴二钱　广皮一钱五分　杏仁三钱　滑石五钱

水五杯，煮二杯，再服。

【提要】

湿郁化热而阻滞气机的证治。

【析义】

本条为湿浊久郁，渐趋化热，湿郁中阻，气机失畅所致。湿郁日久，渐从热化，故见脘闷，舌见黄苔。所以治疗予三加减正气散以宣气化湿，兼以清热。本方在用药上，重视宣通肺气，通过利肺气而化湿；同时重用滑石以清湿中之热。本证的性质虽属湿热，但湿仍重于热，所以用药侧重于祛湿，清热之力较轻。

【医家解读】

刘景源：本证虽有化热趋势，但仍以湿邪为主，所以治疗仍然以祛湿为主而兼以泄热，方用三加减正气散。方中藿香芳香化湿，叶与梗并用，以叶辛温轻扬，宣热达表；梗有行气之功，与厚朴、陈皮相配，辛开苦降，燥湿行气。茯苓皮与滑石淡渗利温，又能泄热。杏仁降肺气以通调水道，与茯苓皮、滑石相配，使湿热从小便而去。诸药配伍，燥湿利尿，宣畅气机，兼有泄热之功。因为本证中的热邪是由湿蕴而生，热在湿中，湿重而热轻，所以治疗重点在于祛湿，湿去则热不独存。

【现代研究】

三加减正气散治疗慢性浅表性胃炎①：慢性浅表性胃炎属于中医"胃脘痛"范畴。本病的病变部位在脾胃，其病因、病机为湿热蕴结脾胃，脾运受阻，胃失和降。临床应用三加减正气散治疗后，患者发作次数减少，胃痛缓解或消失，其他症状减轻或恢复正常，胃镜检查有所好转。

参考文献：

①赵宇昊，马林．三加减正气散治疗慢性浅表性胃炎 20 例［J］．北京中医，2004（02）：110－111．

二十五、中焦篇61

【原文】

秽湿着裏，邪阻氣分，舌白滑，脈右緩，四加減正氣散主之。

以右脈見緩之故，知氣分之濕阻，故加草果、查肉、神曲，急運坤陽[1]。使足太陰之地氣不上蒸手太陰之天氣也。

四加減正氣散方（苦辛溫法）

藿香梗三錢　厚朴二錢　茯苓三錢　廣皮一錢五分　草果一錢　楂肉（炒）五錢　神曲二錢

水五杯，煮二杯，渣再煮一杯，三次服。

【词解】

[1] 坤阳：坤指土。此处指脾胃的阳气。

【提要】

湿困脾阳的证治。

【析义】

湿邪在里，日久必然会损伤阳气，本条所述主要为湿郁日久，伤及脾阳，形成湿盛脾阳受伤之证。文中只言"舌白滑，脉右缓"，目的在于突出湿浊偏重的特点，以作为辨证的关键。此外当必有脘痞、腹胀等湿阻气滞的见症。治疗用四加减正气散疏化中焦湿浊。方中尚有山楂、神曲等消食导滞药物，可知本证为湿浊中阻而夹有食滞，似非单纯的湿浊阻气之证。

【名家临证指要】

李世增以四加减正气散加减治腹泻案①：朱某，女，53 岁，1993 年 10 月初诊。主诉慢性腹泻已半年有余，每情绪不佳或饮食不慎则发病，日一二次或三四次，曾服消炎药和中药，症虽有减，但反复不愈，来诊时苔白滑稍腻，脉濡缓。辨证：湿阻、肝郁、脾虚。治法：扶土抑木、芳化。方药：四加减正气散加减。藿香10g，陈皮10g，茯苓15g，厚朴10g，半夏10g，苍术、白术各10g，大腹皮10g，草豆蔻3g，白芍12g，党参12g，谷芽、麦芽各15g，炙甘草3g。服上药加减15 剂病愈。

参考文献：

①李世增. 试论加减正气散及运用［J］. 北京中医，1993（01）：45－46.

二十六、中焦篇62

【原文】

穢濕着裏，脘悶便泄，五加減正氣散主之。

穢濕而致脘悶，故用正氣散之香開；便泄而知脾胃俱傷，故加大腹運脾氣，穀芽升胃氣也。以上二條，應入前寒濕類中，以同爲加減正氣散法，欲觀者知化裁古方之妙，故列於此。

五加減正氣散（苦辛温法）

藿香梗二錢　　廣皮一錢五分　　茯苓塊三錢　　厚朴二錢　　大腹皮一錢五分　　穀芽一錢　　蒼术二錢

水五杯，煮二杯，日再服。

按今人以藿香正氣散，統治四時感冒，試問四時止一氣行令乎？抑各司一氣，且有兼氣乎？況受病之身軀臟腑，又各有不等乎？曆觀前五法，均用正氣散，而加法各有不同，亦可知用藥非絲絲入扣，不能中病，彼泛論四時不正之氣，與統治一切諸病之方，皆未望見軒岐之堂室者也，烏可云醫乎！

【提要】

湿伤脾阳而泄泻的证治。

【析义】

本条与前两条均属湿浊留着于里而不去。湿邪郁阻于脾，可引起脾的运化功能失常而泄泻，湿阻胃气，则"脘闷"，湿伤脾阳则"便泄"。所用的五加减正气散主以燥湿健脾、行气温中、除满止泻。本方仍在藿梗、陈皮、厚朴、茯苓等药的基础上，以大腹皮行气燥湿除满，加苍术燥湿健脾以止泄，加谷芽消导和胃。

【医家解读】

方药中：治湿之法，总不离宣通气机。气化则湿化。祛湿的方法，还要注意因势利导，就近逐邪。在上焦，宜芳香宣化；在中焦，宜辛开苦降；在下焦，宜淡渗利湿。三焦俱受，则予分消。中焦湿证，治疗多以苦辛通降为主，湿从寒化者，则用苦辛温法；湿从热化者，则用苦辛寒法。吴氏制一至五加减正气散在辛苦通降的基础上视寒热进退、兼证变化予以灵活化裁以示规矩。

【名家临证指要】

李世增以五加减正气散加减治月经不调案：乔某，女，37岁，1992年10月初诊。主诉：月经不调，每潮错后约周余，素白带多，头晕胸闷，食纳无味，大便不爽，已半年之久。以上诸症尤以月经前加重，苔白滑，脉缓，曾服养血调经药，症仍不减。辨证：脾虚湿阻，经血不调。治法：健脾化湿，疏气调经。方药：五加减正气散加减。藿香10g，陈皮10g，茯苓15g，厚朴10g，半夏10g，苍术、白术各10g，枳壳10g，香附10g，丹参15g，炙甘草3g。上方加减服药15剂，诸症除，月经已调。

【现代研究】

五加减正气散药理作用的研究：五加减正气散含药血清具有显著的抗病毒作用，可抑制病毒进入细胞后的病毒生物合成[1]，干预实验性结肠炎模型大鼠血中的肿瘤坏死因子-α、干扰素-γ的活性[2]，对溃疡结肠炎模型大鼠结肠溃疡面有修复和保护作用[3]。

参考文献：

[1]王伟，王晓妍，曹志群，等. 五加减正气散含药血清体外抗轮状病毒作用研究 [J]. 中华中医药杂志，2018，33（02）：712-715.

[2]徐明，张景云，吴晓岚. 五加减正气散化裁对溃疡性结肠炎大鼠血中肿瘤坏死因子-α水平的影响 [J]. 辽宁中医药大学学报，2011，13（11）：239-241.

[3]徐明，张景云. 五加减正气散化裁对溃疡性结肠炎大鼠干扰素-γ的影响 [J]. 辽宁中医药大学学报，2012，14（07）：266-268.

二十七、中焦篇63

【原文】

脉缓身痛，舌淡黄而滑，渴不多饮，或竟不渴，汗出热解，繼而復热，内不能運水穀之濕，外復感時令之濕，發表攻裏，兩不可施，誤認傷寒，必轉壞證，徒清熱則濕不退，徒祛濕則熱愈熾，黄芩滑石湯主之。

脉緩身痛，有似中風，但不浮，舌滑不渴飲，則非中風矣。若系中風，汗出則身痛解而熱不作矣；今繼而復熱者，乃濕熱相蒸之汗，濕屬陰邪，其氣留連，不能因汗而退，故繼而復熱。内不能運水穀之濕，脾胃困於濕也；外復受時令之濕，經絡亦困於濕矣。倘以傷寒發表攻裏之法施之，發表則誅伐無過之表，陽傷而成痙；攻裏則脾胃之陽傷，而成洞泄寒中，故必轉壞證也。濕熱兩傷，不可偏治，故以黄芩、滑石、茯苓皮清濕中之熱，蔻仁、豬苓宣濕邪之正，再加腹皮、通草，共成宣氣利小便之功，氣化則濕化，小便利則火腑通而熱自清矣。

黄芩滑石湯方（苦辛寒法）

黄芩三錢　滑石三錢　茯苓皮三錢　大腹皮二錢　白蔻仁一錢　通草一錢　豬苓三錢

水六杯，煮取二杯，渣再煮一杯，分温三服。

【提要】

中焦湿热并重胶着难解的证治及禁忌。

【析义】

本条详细描述了湿热蕴阻中焦的临床表现，可见"脉缓身痛，舌淡黄而滑，渴不多饮，或竟不渴，汗出热解，继而复热"，强调其病机为"内不能运水谷之湿，外复感时令之湿"，与薛生白"太阴内伤，湿饮停聚，客邪再至，内外相引，故病湿热"之说相同。自辨中提出与伤寒太阳中风的鉴别，若舌苔淡黄而滑，口渴而不多饮，此非风邪伤卫，而为湿中蕴热之象。与一般表里同病不同，所以治疗"发表攻里两不可施"。切不可误认为伤寒表证而用辛温解表，更不可见有湿热在里而妄投攻下，否则便会导致严重后果。湿热蕴结之证，治当湿热两清，既不可专事清热，亦不可纯予化湿。即所谓"湿热两伤，不可偏治"，否则"徒清热则湿不退，徒祛湿则热愈炽"。治疗当清热化湿，方用黄芩滑石汤。但本方清热之力较弱，主要适用于湿重于热者，对于湿已化火、邪热较盛者，则注意加减或另选他方。

【医家解读】

清·叶天士：某，脉缓，身痛，汗出热解，继而复热，此水谷之气不运，湿复阻气，郁而成病。仍议宣通气分，热自湿中而来，徒进清热不应。黄芩、滑石、茯苓皮、大腹皮、白蔻仁、通草、猪苓。

【名家临证指要】

段富津以黄芩滑石汤治湿热发热案[①]：李某，女，28岁。初诊：午后低热十余日，体温36.9℃～37.4℃，口腔溃疡，身重，乏力，食少，纳呆，口中黏腻，常自觉颜面浮肿，眠佳，二便调。舌苔薄黄、舌边齿痕，脉沉滑无力。西医检查：颈部淋巴结略大，血沉24mm/h。处方：黄芩10g，滑石25g，茯苓20g，竹叶15g，生薏苡仁30g，大腹皮15g，车前子15g，生甘草15g，通草15g。6剂，水煎服。

二诊：患者服上方6剂后，自觉诸症皆好转，遂自行按方继服6剂，共服12剂后，2018年3月10日复诊，已不发热，仍口腔溃疡，自觉颜面浮肿，纳可，二便调，舌淡苔白，脉略数。处方：竹叶15g，生薏苡仁25g，车前子15g，浮萍10g，茯苓20g，通草10g，茵陈15g，生甘草15g。7剂，水煎服。1个月后回访，诸症皆消。

按：本案患者为湿郁发热。叶天士认为"热自湿中来"，对此类湿热发热的治疗"当以湿为本治"。湿性黏滞缠绵，郁而化热，故午后低热十余日而不解；湿邪重浊黏滞，阻于肌肉、筋骨间，见身重乏力；湿困脾胃，中焦气机不畅而见食少、纳呆；湿郁生热，热毒上攻，可见口腔溃疡等症。治宜利水行气、清热解毒。方以《温病条辨》之黄芩滑石汤加减。方中滑石清热利湿，黄芩清热泻火解毒而除上焦火热，二者共为君药。竹叶、通草、车前子甘淡渗利，通利小便，正所谓"治湿不利小便，非其治也"，小便得通，则热自除矣，为臣药。茯苓、生薏苡仁健脾利水，以绝生湿之源，并可助君、臣祛湿；大腹皮行气宽中，能畅行中焦气机，并能利水，"气化则湿亦化"，共为佐药。炙甘草调和诸药，为使。二诊时，患者热已退，但仍自觉颜面浮肿，口腔溃疡，脉略数。知热邪已尽，仍以利湿治法为主。原方去滑石、黄芩、厚朴，仍以竹叶、通草、车前子渗湿利水；生薏苡仁、茯苓健脾利湿；加茵陈、浮萍利湿逐热，以除体内残留之湿热邪气。

【现代研究】

1. 黄芩滑石汤治疗湿热困脾型 2 型糖尿病的临床疗效研究：黄芩滑石汤临床运用方便灵活，毒副作用小，在一定程度上能很好地控制空腹血糖、餐后两小时血糖、糖化血红蛋白，还具有明显改善中医证候的作用，值得推广应用②。

2. 黄芩滑石汤的现代药理研究：黄芩滑石汤对革兰氏阴性杆菌中的伤寒杆菌、大肠杆菌有抗菌活性的作用。黄芩滑石汤能明显加快小鼠血中碳粒清除速度、减轻 ET 所致小鼠肺水肿；黄芩滑石汤对 ET 所致的白细胞及血小板的变化也有影响并能明显降低 ET 所致家兔发热模型的体温高峰③。黄芩滑石汤能明显加快胃排空，抑制肠推进速度，提示该方苦寒之品配伍芳香化湿之药以畅中焦的作用与改善胃肠功能有关④。

参考文献：

①赵雪莹，刘儒佳，段富津. 段富津辨治湿热发热验案举隅［J］. 辽宁中医杂志，2020，47（04）：68－70.

②晏和国，尹朝兰，赵一佳，等. 黄芩滑石汤治疗湿热困脾型 2 型糖尿病 60 例临床观察［J］. 中国民族民间医药，2019，7（28）：100－102.

③赵国荣，贺又舜. 黄芩滑石汤祛湿热畅中焦机制的实验研究［J］. 湖南中医杂志，1993，9（1）：50－52.

④赵国荣. 温病病因辨证的物质基础——黄芩滑石汤与黄连解毒汤［J］. 湖南中医杂志，1986，6：7－9.

二十八、中焦篇 65

【原文】

濕聚熱蒸，蘊於經絡，寒戰熱熾，骨骱[1]煩疼，舌色灰滯，面目萎黃，病名濕痺，宣痺湯主之。

《經》謂：風寒濕三者合而爲痺。《金匱》謂：經熱則痺。蓋《金匱》誠補《內經》之不足。痺之因於寒者固多，痺之兼乎熱者，亦復不少，合參二經原文，細驗於臨證之時，自有權衡。本論因載濕溫而類及熱痺，見濕溫門中，原有痺證，不及備載痺證之全，學者欲求全豹，當於《內經》、《金匱》、喻氏、葉氏以及宋元諸名家，合而參之自得。大抵不越寒熱兩條，虛實異治。寒痺勢重而治反易，熱痺勢緩而治反難，實者單病軀殼易治，虛者兼病臟腑夾痰飲腹滿等證，則難治矣，猶之傷寒兩感也。此條以舌灰目黃，知其爲濕中生熱，寒戰熱熾，知其在經絡；骨骱疼痛，知其爲痺證。若泛用治濕之藥，而不知循經入絡，則罔效矣。故以防己急走经络之湿，杏仁开肺气之先，连翘清气分之湿热，赤豆清血分之湿热，滑石利窍而清热中之湿，山栀肃肺而泻湿中之热，薏苡淡渗而主挛痹，半夏辛平而主寒热，蚕沙化浊道中清气，痛甚加片子姜黄、海桐皮者，所以宣络而止痛也。

宣痹汤方（苦辛通法）

防己五钱　杏仁五钱　滑石五钱　连翘三钱　山栀三钱　薏苡五钱　半夏（醋炒）三钱　晚蚕砂三钱　赤小豆皮三钱

赤小豆乃五谷中之赤小豆，味酸肉赤，凉水浸取皮用。非药肆中之赤小豆，药肆中之赤豆乃广中野豆，赤皮蒂黑肉黄，不入药者也。

水八杯，煮取三杯，分温三服。痛甚加片子姜黄二钱，海桐皮三钱。

【词解】

[1] 骨骱：骱：骨节与骨节衔接的地方。泛指人体骨骼关节的总称。

【提要】

湿热痹的证治。

【析义】

湿热痹为湿热合邪，病位在经络，故曰："湿聚热蒸，蕴于经络。"寒战热炽，指热盛而又恶寒发抖。骨骱疼痛，指骨节与骨节衔接的地方烦疼，为痹证的主要症状，即关节疼痛使人心烦不安。舌色灰滞，为舌苔色灰而质滞腻，说明湿亦盛。湿热内蕴，脾不运化，则面目颜色淡黄而暗，故曰"面目萎黄"。其治疗用宣痹汤。宣痹汤以杏仁宣开肺气以化湿；防己、薏苡仁善清经络中湿热而除痹痛；晚蚕沙可祛风湿、化湿浊，对外感时邪夹湿而发热身疼者，每有良效。滑石清热、利小便；半夏辛温通降以行水湿；栀子、连翘可清气热，赤小豆皮可清血分湿热。全方具有宣通清利经络中之湿热的良好功效。

【医家解读】

方药中：痹证，从广义来讲，泛指因气血痹阻肢体、经络、脏腑引起的多种疾病；狭义来讲，是指风寒湿气杂至阻闭经络而导致关节肿痛、麻木、屈伸不利的病证。在《素问·痹论》中已详加论述并也提及了热痹，但《内经》及古代医家论痹，仍多从风寒湿论其证治。吴鞠通在继承前人经验的基础上，又系统地论述了有关热痹的辨证论治，他指出"寒痹势重而治反易，热痹势缓而治反难"；他提出对痹证辨证论治，以寒热为纲，从虚实论治，确有执简驭繁、简明实用的优点。他制订的宣痹汤至今仍是治疗湿热痹的代表方剂。吴氏对湿热痹的辨证论治较前人有了重要的补充和发展。

【名家临证指要】

熊继柏以宣痹汤合泻白散加减治发热皮疹案：邓某，女性，29 岁，湖南石门县人，门诊病历。初诊（2018 年 5 月 20 日）：持续发热 20 余天，体温波动于 37.8℃～38.5℃之间，一身酸重疼痛，自汗，汗后热止，疲乏，夜间偏头痛，近日咳嗽，气促，一身散在皮疹、瘙痒。舌红苔薄黄，脉滑数。胸部 CT（湘雅常德医院）示：右中肺、右下肺后基底段小结节：良性结节可能性大，建议复查；肝右叶多发钙化灶。辨证：湿热郁滞肌肤，肺失宣肃。治法：清热化湿，泻肺止痒。主方：宣痹汤合泻白散加减。处方：桑白皮、地骨皮、滑石、薏苡仁各15g，知母、杏仁、片姜黄、连翘、栀子、法半夏、蚕沙、赤小豆、海桐皮、浮萍各10g，川贝母8g，汉防己6g。20剂，日1剂，水煎服，分2次温服。

二诊（2018年6月22日）：病史如前，体温下降至38℃以下，皮疹大部分消退，自汗改善，咳嗽减少，一身酸痛明显减轻，舌红苔薄黄，脉滑。效不更方，续前宣痹汤合泻白散加减。处方：桑白皮、地骨皮、滑石、薏苡仁各15g，知母、杏仁、片姜黄、连翘、栀子、法半夏、蚕沙、赤小豆、紫草、浮萍、海桐皮各10g，川贝母8g，黄柏、汉防己各6g。20剂，日1剂，水煎服，分2次温服。服药后患者体温降至正常，全身酸痛、咳嗽、皮疹均消失，半年随访未再复发。

按：患者湿热痹阻肢体经络肌肤，故见一身酸痛；热逼津液外泄，则自汗；肺热上扰，肺失宣肃，故咳嗽气喘；肺合皮毛，湿热郁滞肌肤不得越，故见皮疹。熊继柏予宣痹汤清热除湿、透疹止痛，合泻白散泻肺热、止咳喘，加紫草、浮萍清热透疹，知母清热，川贝母止咳平喘，上方加减40剂使诸症皆平。

【现代研究】

加味宣痹汤治疗急性痛风性关节炎的现代药理研究：加味宣痹汤具有一定程度的抗炎、止痛、解热、消肿、降尿酸作用，其通过抑制 Toll 样受体 4、髓样分化因子、白介素 -1 受体相关激酶 4 的活化，阻碍其所介导的信号通路进行信号传导，导致炎症因子 TNF -α，白介素 -1β 的减少释放，发挥治疗急性痛风性关节炎的作用[1]。

参考文献：

①郭玉琴．加味宣痹汤对急性痛风性关节炎大鼠 TLR4/MyD88/IRAK4 炎症信号通路的影响及机制研究 ［D］．福州：福建中医药大学，2019．

二十九、中焦篇 66

【原文】

濕鬱經脈，身熱身痛，汗多自利，胸腹白疹[1]，內外合邪，純辛走表，純苦清熱，皆在所忌，辛涼淡法，薏苡竹葉散主之。

上條但痹在經脈，此則臟腑亦有邪矣，故又立一法。汗多則表陽開，身痛則表邪鬱，表陽開而不解表邪，其爲風濕無疑，蓋汗之解者寒邪也，風爲陽邪，尚不能以汗解，況濕爲重濁之陰邪，故雖有汗不解也。學者於有汗不解之證，當識其非風則濕，或爲風濕相搏也。自利者小便必短，白疹者，風濕鬱于孫絡毛竅。此濕停熱鬱之證，故主以辛涼解肌表之熱，辛淡滲在裏之濕，俾表邪從氣化而散，裏邪從小便而驅，雙解表裏之妙法也，與下條互斠自明。

薏苡竹葉散方（辛涼淡法，亦輕以去實法）

薏苡五錢　　竹葉三錢　　飛滑石五錢　　白蔻仁一錢五分　　連翹三錢　　茯苓塊五錢　白通草一錢五分

共爲細末，每服五錢，日三服。

【词解】

[1] 白疹：即白㾦。

【提要】

湿热郁蒸，外发白㾦的证治与禁忌。

【析义】

此证邪虽在表，但与表证不同，也与一般的肌表风湿有别，所以对本证的治疗，忌用纯辛发表，也忌用纯苦清热，原文提出用"辛凉淡法"，即清宣、疏解、淡渗并用，使郁于肌表的湿热之邪得以宣解和从小便而去，即是自注中所说的"双解表里"。对白㾦的治疗宜透热化湿；对枯㾦的治疗，要急顾气阴。在表宜辛凉透疹，不宜辛温发汗；在里宜甘淡化湿利湿，不宜苦寒凉遏，方用薏苡竹叶散。该方以竹叶、连翘辛凉透热出表，以白豆蔻、薏苡仁、茯苓、滑石、通草化湿利湿。

【医家解读】

清·叶天士：某，汗多身痛，自利，小溲全无，胸腹白疹。此风湿伤于气分，医用血分凉药，希冀热缓，殊不知湿郁在脉为痛，湿家本有汗不解。苡仁、竹叶、白蔻仁、滑石、茯苓、川通草。

【名家临证指要】

赵绍琴以薏苡竹叶散加减治白㾦案：牛某，男，20岁。初诊：患者于9月15日开始发烧，已5日未退，体温逐渐上升至39℃，脉搏76次/分，白细胞5.4×10^9/L，营养发育中等，意识尚清，表情呆滞，反应迟钝，食欲减退，胸前见大小不等的3~4个玫瑰色红疹，压之退色，咽充血，扁桃体Ⅱ°肿大，余无异常改变。诊断：肠伤寒。于9月22日请中医会诊：发热，头晕，微汗，腰部酸痛，前胸布红疹数粒，其中一粒呈疱疹，白㾦透露于颈下及胸部、数量不多、状如水晶，脉濡缓，舌苔薄腻。湿热郁蒸气分，治以清化湿热、清气透㾦。方：杏仁、生薏苡仁各10g，淡竹叶4.5g，连翘10g，大豆黄卷12g，六一散10g（包煎），通草3g，云茯苓6g，荷叶一角，芦根12g，佩兰叶6g，西秦艽6g。二剂。

复诊：药后体温已趋正常，诸症均除，唯白㾦继续外布，精神较好，舌苔前半部分腻已退，湿化热清，上方获救，当以原方进退。方：生薏苡仁10g，淡竹叶4.5g，光杏仁10g，藿香、佩兰各10g，滑石10g（包煎），通草3g，大豆黄卷12g，荷叶一角，云茯苓10g，神曲10g。3剂后痊愈出院。

按：白㾦多见于湿热证，外发于颈胸皮肤之上，呈白色小颗粒，晶莹剔透，内含水液。是湿热证特有的症状，故见白㾦外发，其必为湿热证。其病机为湿热之邪郁蒸气分。其白㾦发出，则邪气有外泄之机。若颗粒饱满，如水晶色，是正气尚足，气液未伤，诚佳兆也；若形瘪色枯，是气液大伤为逆。治当因势利导，用清气化湿方法，常用薏苡竹叶散加减，本案即是一例。

【现代研究】

薏苡竹叶散治疗手足汗疱疹的临床疗效研究：汗疱疹属中医学"蚂蚁窝"范畴，此病因湿热内蕴，不得透达疏泄，熏蒸肤腠，循经流窜掌跖而发病。本病的临床表现与温病中的"白㾦"十分相似，只是发病部位不同，白㾦多发于胸腹部，而汗疱疹发于手足，可从温病卫气营血理论体系来进行辨证[1]。临床观察表明，运用薏苡竹叶散加减治疗手足汗疱疹远期疗效较好，复发率低，无明显不良反应，为汗疱疹的中医药治疗提供了思路，值得临床推广应用[2]。

参考文献：

[1] 张艳，刘欢. 火针结合薏苡竹叶散治疗汗疱疹 48 例［J］中医外科杂志，2016，25（2）28–29.

[2] 黄琼远，刘方，秦琴，等. 薏苡竹叶散加减治疗手足汗疱疹 60 例疗效观察［J］四川中医，2015，33（10）：137–138.

下　篇　下焦篇、杂说原文精选

一、下焦篇1

【原文】

　　風溫、溫熱、溫疫、溫毒、冬溫，邪在陽明久羈，或已下，或未下，身熱面赤，口乾舌燥，甚則齒黑唇裂，脈沉實者，仍可下之；脈虛大，手足心熱甚於手足背者，加減復脈湯主之。

　　溫邪久羈[1]中焦，陽明陽土，未有不克少陰癸水者，或已下而陰傷，或未下而陰竭。若實證居多，正氣未至潰敗，脈來沉實有力，尚可假手於一下，即《傷寒論》中急下以存津液之謂。若中無結糞，邪熱少而虛熱多，其人脈必虛，手足心主裏，其熱必甚於手足背之主表也。若再下其熱，是竭其津而速之死也。故以復脈湯復其津液，陰復則陽留，庶可不至於死也。去參、桂、薑、棗之補陽，加白芍收三陰之陰，故云加減復脈湯。在仲景當日，治傷於寒者之結代，自有取于參、桂、薑、棗，復脈中之陽；今治傷于溫者之陽亢陰竭，不得再補其陽也。用古法而不拘用古方，醫者之化裁也。

【词解】

　[1] 羈：停留。

【提要】

温病深入下焦肾阴耗损证的证治。

【析义】

　　本条论述温热病由中焦阳明气分传入下焦肝肾，导致真阴耗损的证治。阳明热盛日久，若脉沉实，并见身热面赤，口干舌燥，甚则齿黑唇裂，仍属阳明腑实之证，治疗仍当用攻下之法；若脉虚大，手足心热甚于手足背，乃温病后期，邪入下焦，耗伤真阴所致，属肾阴大伤之证，当用加减复脉汤以滋养肾阴。加减复脉汤是从仲景复脉汤化裁而来，方中去甘温之人参、桂枝、生姜、大枣，加白芍配伍生地黄、麦冬等甘寒之品酸甘化阴，以增滋阴之力，又有酸收敛阳之效。

【医家解读】

　　清·马宗元：加减复脉汤：有汗下后，表里无热，胸腹无阻，二便自利，忽神清由倦而渐昏，由昏而渐沉，为大虚危候，急扶阴阳恐不逮矣。

【名家临证指要】

刘渡舟以加减复脉汤治心悸案：陈某，男，65 岁。初诊：素有冠心病，曾发心肌梗死，经住院救治痊愈出院。近来心悸不宁，夜间期前收缩频发，自觉大便干。舌尖红，苔少，脉结代。用加减复脉汤化裁，处方：炙甘草 12g，生地黄 20g，火麻仁 12g，麦冬 20g，阿胶 10g（烊化），白芍 12g。7 剂。

二诊：心悸减轻，口干，大便干。舌尖红，脉大而结。继续用上方化裁：炙甘草 15g，生地黄 25g，火麻仁 15g，麦冬 30g，阿胶 10g（烊化），白芍 12g，生龙骨 30g，生牡蛎 30g。7 剂。

三诊：心悸明显减轻，口干渴也减，诸症平稳，大便通利。舌红，脉结代。守法治疗：麦冬 30g，生地黄 30g，玄参 30g，火麻仁 15g，炙甘草 14g，生龙骨 30g，生牡蛎 30g，白芍 12g，阿胶 10g（烊化）。7 剂。

四诊：心悸、期前收缩进一步减轻，自觉平稳。舌红，脉沉。继用上法，处方：炙甘草 14g，党参 14g，麦冬 30g，生地黄 30g，白芍 12g，麻仁 16g，阿胶 10g（烊化），沙参 20g，玉竹 20g。7 剂。

五诊：偶有期前收缩，有时失眠，大便偏干，小便通利。舌暗红，苔白，脉结代。用前法少佐通阳益心气药。处方：生地黄 30g，麦冬 30g，桂枝 3g，酸枣仁 30g，白芍 20g，人参 3g，阿胶 10g（烊化），炙甘草 12g。7 剂。

后以加减复脉汤为基础，或加人参扶阳，或间用归脾汤，后坚持服用，期前收缩消失，心悸不再发作，继续用简化加减复脉汤巩固疗效。

【现代研究】

加减复脉汤治疗心律失常的临床疗效研究[1]：心律失常属于"心悸"范畴，中医学认为阳虚不能宣通脉气、阴虚不能荣养心血是导致心律失常的重要原因，病机较为复杂，病位在心，病久伤及脾肾。临床研究表明在常规西药治疗基础上给予复脉汤加减治疗心律失常具有显著疗效，能有效改善患者临床症状及心功能，且不良反应少。

参考文献：

①曹爱兵，吴翔鹰. 复脉汤加减治疗心律失常的临床疗效研究 [J]. 实用心脑肺血管病杂志，2014，22（11）：80 - 82.

二、下焦篇 9

【原文】

下後大便溏甚，周十二時[1]三四行，脈仍數者，未可與復脈湯，一甲煎主之；服一二日，大便不溏者，可與一甲復脈湯。

下後法當數日不大便，今反溏而頻數，非其人真陽素虛，即下之不得其道，有亡陰之慮。若以復脈滑潤，是以存陰之品，反爲瀉陰之用。故以牡蠣一味，單用則力大，即能存陰，又澀大便，且清在裏之餘熱，一物而三用之。

一甲煎（鹹寒兼澀法）

生牡蠣二兩，碾細

水八杯，煮取三杯，分溫三服。

一甲復脈湯方即於加減復脈湯內，去麻仁，加牡蠣一兩。

【词解】

[1] 时：时辰。周十二时，即一日24小时。

【提要】

温病攻下后大便溏而频数的证治。

【析义】

温病用攻下法之后，出现便溏不止，一昼夜泄泻三四次。若攻下之后反复便溏频繁，可能有两种情况：一是患者阳气素虚，苦寒攻下更伤其阳，以致阳气失于固摄而便溏不止；一是不当下而强下，以致便溏频频。下后便溏而"脉仍数者"，说明余热未尽。其便溏不止，且余热未尽，必致津液大伤而有亡表之虞，应当滋阴与止泻并施，但滋阴之品又有滑肠之弊，故当先止其泻，以"一甲煎主之"，待泻止之后，再议复阴。服一甲煎一二日后，若"大便不溏者"，可考虑用滋补之品，以复其已伤之阴。但因其泻刚止，骤用滋阴柔润之品恐又致便溏复发，故治当滋阴与固摄并施，"可与一甲复脉汤"，其方即加减复脉汤去滑肠之火麻仁，加涩汤之牡蛎。

【医家解读】

杨进：温病攻下后，实热燥屎虽得以从下而解，但每因阴液受伤，肠腑干燥而致大便干结难解，这是攻下后的通常表现。而文中提出，在用下法之后，发生大便溏，则提示因攻下不得法，或攻下太过而影响了正常运化功能，导致阴气不能固摄之病变，所以要用牡蛎以涩大便，即用一甲煎。

【名家临证指要】

1. 清代名医王庆云以一甲煎治久泄案：章丘巨富孟府老夫人患热病数月，缠绵不愈。复又经医生用药通下泄热，热不但未除，反而增添了泄泻不止、一日登厕数次、身体渐渐憔悴不支。孟府上下颇感焦虑，遂命驻京、津、鲁各大商号举荐名医，众医依次诊毕，各自拟方以供孟府家医裁夺。诸医所开列的药方中，有谓元气大虚的不乏人参鹿茸丸、有谓中气不足的不乏补中益气汤、有谓脾肾虚寒的则用真人养脏汤、有谓湿热下迫的则用葛根芩连汤……众说纷纭，莫衷一是。唯独王庆云先生不慌不忙，从容自若，望闻问切，一丝不苟，诊罢处以一甲煎原方。孟府家医览罢，顿开茅塞，暗暗称是，不觉肃然起敬，回禀家主重新见礼，设筵款洽，众医作陪。席前家医将先生所书病案从头至尾高声诵读一遍，众医闻罢，皆赧颜叹服。

2. 蒲辅周以一甲复脉汤治温病误补案：蒲老回忆前30年，有同道苟君年35岁，其人清瘦，素有咳嗽带血。仲春受风，自觉精神疲乏，食欲不振，头晕微恶寒，午后微热，面潮红，咳嗽。众皆以本体阴虚，月临建卯（农历二月），木火乘金为瘆，以清燥救肺为治，重用阿胶、麦冬、天冬、生地黄、熟地黄、百合、沙参、浙贝母、川贝母、地骨皮、牡丹皮之类，出入互进。至四月初，病势转增，卧床不起，渐渐神志不清，不能语言，每午必排出青黑水一次，量不多，予以清稀粥能吞咽。适蒲老于四月中旬返里，其妻延诊，观其色苍不泽，目睛能转动，齿枯，口不噤，舌苔薄黑无津，呼吸不畅，胸腹不满硬，少尿，大便每日中午仍泻青黑水一次，肌肤甲错，不厥不痉，腹额热，四肢微清，脉象六部皆沉伏而数。蒲老断为阴虚伏热之象，处以复脉去火麻仁加生牡蛎、西洋参，1日1剂。炙甘草6钱，白芍4钱，干生地黄6钱，麦冬（连心）6钱，阿胶5钱（烊化），生牡蛎1两，西洋参3钱。流水煎，温服，日2次，夜1次。服至10剂后，病势无甚变化。诸同道有问蒲老"只此一法"者？蒲老答："津枯液竭，热邪深陷，除益气生津，扶阴救液，别无良法。"蒲老坚持让患者服至15剂而下利止，原方去牡蛎续服至20剂，齿舌渐润，六脉渐达中候，服至23剂，脉达浮候，其人微烦。是夜之半，其妻请蒲老出诊，说病有变，往视，四肢厥冷，战抖如疟状，脉闭，乃欲作战汗之象，嘱仍以原方热饮之，外以热敷小腹、中脘、两足，以助阳升，希其速通。这时正胜邪却，得汗则生；邪胜正却，不汗则危。不一会汗出，烦渐息。次日往视，汗出如洗，神息气宁，脉象缓和，仍与复脉加参，大汗三昼夜，第四日开始能言，又微黏汗三旦夕，自述已闻饭香而口知味。继以复脉全方加龟甲、枸杞、西洋参，服10余剂，遂下床行走，食欲增强，终以饮食休息之而渐次恢复。蒲老曰："掌握初诊，是临床的重点，凡初诊必须详审有无新感，若有新感，无论阳虚阴虚之体，必先解表，庶免遗患，今既因误补，邪陷正却而气液两伤，非持续性养阴生津之剂，使正气有可能与病邪一战而复，不能奏功。"

【现代研究】

一甲煎现代药理研究：牡蛎多糖可以通过清除自由基、提高体内抗氧化酶活性、抑制脂质过氧化途径来降低或抵御自由基对肝细胞的损伤，进而发挥抗氧化作用[①]。从牡蛎分离提取出的牡蛎天然低分子多肽，能够改变人肺腺癌细胞的恶性形态与超微结构特征，因而推断其对肺癌细胞具有一定的诱导分化作用。从牡蛎中提取得到 BPO-1，发现其对胃癌细胞具有显著的诱导凋亡作用。牡蛎活性肽具有促进胰岛组织修复和恢复其分泌的功能，对四氧嘧啶诱导糖尿病小鼠的形成、胰岛的损伤有一定的保护作用；牡蛎多糖对 MDCK 细胞培养流感病毒的增殖具有明显的抑制作用，而对利巴韦林抗流感病毒则具有相加效应。

参考文献：

①赵思远，吴楠，孙佳明，等．近10年牡蛎化学成分及药理研究［J］.吉林中医药，2014，34（8）：821-824.

三、下焦篇11

【原文】

少阴温病，真阴欲竭，壮火[1]复炽，心中烦，不得卧者，黄连阿胶汤主之。

按前復脈法爲邪少虛多之治。其有陰既虧而實邪正盛，甘草即不合拍。心中煩，陽邪夾心陽獨亢於上，心體之陰，無容留之地，故煩雜無奈；不得臥，陽亢不入於陰，陰虛不受陽納，雖欲臥得乎！此證陰陽各自爲道，不相交互，去死不遠，故以黃芩從黃連，外瀉壯火而內堅真陰；以芍藥從阿膠，內護真陰而外扞亢陽。名黃連阿膠湯者，取一剛以禦外侮，一柔以護內主之義也。其交關變化神明不測之妙，全在一雞子黃，前人訓雞子黃，僉謂雞爲巽木，得心之母氣，色赤入心，虛則補母而已，理雖至當，殆未盡其妙。蓋雞子黃有地球之象，爲血肉有情，生生不已，乃奠安中焦之聖品，有甘草之功能，而靈於甘草；其正中有孔，故能上通心氣，下達腎氣，居中已達兩頭，有蓮子之妙用；其性和平，能使亢者不爭，弱者得振；其氣焦臭，故上補心；其味甘鹹，故下補腎；再釋家有地水風火之喻，此證大風一起，蕩然無餘，雞子黃鎮定中焦，通徹上下，合阿膠能預熄內風之震動也。然不知人身陰陽相抱之義，必未能識仲景用雞子黃之妙，謹將人身陰陽生死寤寐圖形，開列於後，以便學者入道有階也。

黃連阿膠湯方（苦甘鹹寒法）

黃連四錢　黃芩一錢　阿膠三錢　白芍一錢　雞子黃二枚

水八杯，先煮三物，取三杯，去滓，內膠烊盡，再內雞子黃，攪令相得，日三服。

【词解】

[1] 壮火：亢奋的病理之火，能损耗人体正气。

【提要】

下焦温病阴虚火炽、心肾不交的证治。

【析义】

"少阴温病，真阴欲竭，壮火复炽"，指出了本证的病位与病机。"少阴温病"，是指温热邪气深入手少阴心与足少阴肾，导致手、足少阴同病。在正常生理状态下，人体之心火下交于肾，以温化肾水不寒，肾水上济于心，以制约心火不亢，心肾相交，水火既济，维持脏腑功能活动的动态平衡。温热邪气侵袭少阴，下灼足少阴肾水，则导致"真阴欲竭"，上助手少阴心火，则导致"壮火复炽"，肾水亏于下，则不能上济于心，心火亢于上，则导致不下交于肾，形成心肾不交。阴愈亏则火愈炽，火愈炽则阴愈伤，形成恶性循环。阴亏火炽，心肾不交，阳不入阴，故"心中烦，不得卧"，治当泻南补北，即泻心火育肾阴，以"黄连阿胶汤主之"。

【医家解读】

清·叶天士：某妪，夏月进酸苦泄热，和胃通隧，为阳明厥阴治甚安。入秋凉爽，天人渐有收肃下降之理，缘有年下亏，木少水涵，相火内风旋转，熏灼胃脘，逆冲为呕，舌络被熏，则绛赤如火，消渴便阻，犹剩事耳，凡此仍属中厥根萌，当加慎静养为宜。生鸡子黄一枚、阿胶一钱半、生白芍三钱、生地三钱、天冬（去心）一钱、川连一分生，上午服。

【名家临证指要】

1. 刘渡舟以黄连阿胶汤治崩漏案：唐某，女，30岁。月经淋沥不止已半年许，妇科检查未见异常，Hb7.2g/L。心烦不得卧，惊惕不安，自汗沾衣。索其前方，多是参芪温补与涩血固经之药，患者言服药效果不佳，切其脉萦萦如丝，数而薄疾（一息六至有余），视其舌光红无苔，舌尖红艳如杨梅。细绎其证，脉细为阴虚，数为火旺，此乃水火不济、心肾不交、阴阳悖逆之过。治应泻南补北、清火育阴、安谧冲任为法。方：黄连10g，阿胶12g，黄芩5g，白芍12g，鸡子黄两枚（自加）。此方服至5剂，夜间心不烦乱，能安然入睡，惊惕不发。再进5剂，则漏血已止。Hb上升至12g/L。

按语：本案主诉月经淋沥不止，前医囿于"气能摄血"之规，率用参芪之品，反增火热之势。《素问·阴阳应象大论》指出："阴不胜其阳，则脉流薄疾，并乃狂。"病本水亏火旺，反服温燥之药，何异抱薪救火，焉能取效。《素问·奇病论》说："胞络者，系于肾。"《素问·评热病论》云："胞脉者，属心而络于胞中。"心肾不交之证，肾水亏于下不能上济心火，心火反下移入胞中，逼迫经血淋沥不止。阴亏火炽，故治当壮水制火、泻南补北、交通心肾为法，投《伤寒论》的黄连阿胶汤，正与病之相宜，果数剂而愈。

2. 张志远以黄连阿胶汤加减治失眠案[①]：某，女，47岁。主诉：心烦失眠1年余，加重10天。患者诉3年前就出现月经周期不规律，1年多前出现心烦失眠伴多梦，心悸不安，腰膝酸软，急躁易怒，烘热汗出，健忘，口干津少，五心烦热。舌红少苔，脉细而数。西医诊断：失眠；中医诊断：不寐（心肾不交证）。治之以交通心肾之黄连阿胶汤加减。处方：白芍9g，黄连9g，阿胶9g（烊化），黄芩9g，鸡子黄1个（冲服），丹参6g，合欢花9g，柏子仁9g。7剂，每日1剂，水煎分2次服。

二诊：服7剂后，诸症稍有减轻，仍有心烦心悸，腰膝酸软，舌红少苔，脉细而数。上方加龙齿12g（先煎），肉桂3g。7剂，每日1剂，水煎分2次服。

三诊：患者诉心烦腰酸明显减轻，效不更方，续服20剂，心烦失眠基本痊愈。

按：《金匮钩玄》曰："阳常有余，阴常不足。以人之生也，年至十四而经行，至四十九而经断，可见阴血之难成易亏。"张老认为该患者年近七七，天癸将绝，故月经周期不规律；阴气衰少，心肾失交，肾阴亏虚，心火独亢，故见心烦失眠、心悸多梦、腰膝酸软、烘热汗出。舌脉俱为阴虚内热之佐证。故以黄连、黄芩清心除烦，以阿胶、鸡子黄、白芍滋阴养血，加合欢花、柏子仁解郁养心安神，丹参清心调经。二诊时，患者症状减轻，药证相符，但患者仍觉心烦心悸、腰膝酸软，故于原方中加入龙齿重镇安神，提高安神疗效，又加肉桂引火归原，与原方中黄连组合又寓"交泰"之意，可交通心肾，否极泰来。三诊时，患者心肾不交诸症明显减轻，效不更方，续服20剂，基本痊愈。

【现代研究】

黄连阿胶汤治疗失眠的临床疗效及现代药理研究：黄连阿胶汤在阴虚火旺型失眠的治疗过程中发挥着较为重要的作用，可以让患者的失眠症状、焦虑情绪与抑郁情绪得到显著改善。研究表明黄连阿胶汤能降低小鼠脑内神经递质5-羟色胺的含量，提高γ-

氨基丁酸浓度，同时调节 Th1 和 Th2 细胞因子的表达，改善失眠状态[2]。通过 Meta 分析对黄连阿胶汤治疗失眠进行疗效评价，结果显示黄连阿胶汤可以改善失眠的临床有效率、治愈率、匹兹堡睡眠质量指数及中医证候积分变化，且不良反应小，无药物依赖性，作用稳定[3]。

参考文献：

①王淞，朱俊楠，宋修道，等. 国医大师张志远运用黄连阿胶汤加减治疗心肾不交型失眠的经验 [J]. 中华中医药杂志，2020，35（07）：3424 – 3426.

②方海川. 用黄连阿胶汤加减对阴虚火旺不寐的疗效观察 [J]. 心理月刊，2019（24）：231.

③王雪男，刘剑，文晓东，等. 黄连阿胶汤治疗失眠的 Meta 分析 [J]. 中医临床研究，2020，12（16）：131 – 136.

四、下焦篇12

【原文】

夜热早凉[1]，热退无汗，热自阴来者，青蒿鳖甲汤主之。

夜行阴分而热，日行阳分而凉，邪气深伏阴分可知，热退无汗，邪不出表而仍归阴分，更可知矣，故曰热自阴分而来，非上中焦之阳热也。邪气深伏阴分，混处气血之中，不能纯用养阴，又非壮火，更不得任用苦燥。故以鳖甲蠕动之物，入肝经至阴之分，既能养阴，又能入络搜邪；以青蒿芳香透络，从少阳领邪外出；细生地清阴络之热，丹皮泻血中之伏火；知母者，知病之母也，佐鳖甲、青蒿而成搜剔之功焉。再此方有先入后出之妙，青蒿不能直入阴分，有鳖甲领之入也；鳖甲不能独出阳分，有青蒿领之出也。

青蒿鳖甲汤方（辛凉合甘寒法）

青蒿二钱　鳖甲五钱　细生地四钱　知母二钱　丹皮三钱

水五杯，煮取二杯，日再服。

【词解】

[1] 夜热早凉：入夜发热，天明则热退身凉，但热退无汗，为温病后期余邪留于阴分之象。

【提要】

温病后期邪伏阴分的证治。

【析义】

"夜热早凉"，是指夜间身热而白天热退。究其缘由，是因热邪伏于阴分，人体阴阳失调所致。人体卫气昼行于表，夜行于里。阴分本有伏热，夜间阳入于阴，则助长其热势，致使阴不制阳而见入夜发热。早晨卫气行于表，阳出于阴，故热退身凉。其身热虽退，但其热邪仍伏于阴分，不从表解，故"热退无汗"。因其热邪深伏阴分，不从汗解，其"夜热早凉"缠绵不已，故称"热自阴来"。正如吴氏在本条分注中说："夜行阴分而热，日行阳分而凉，邪气深伏阴分可知，热退无汗，邪不出表而仍归阴分，又非壮火，更不得任用苦燥。"故当养阴与透络并施，以"青蒿鳖甲汤主之"。

【医家解读】

清·叶天士：王，十八，夜热早凉，热退无汗，其热从阴而来，故能食，形瘦，脉数左盛，两月不解，治在血分。生鳖甲、青蒿、细生地、知母、丹皮、淡竹叶。

【名家临证指要】

刘渡舟以青蒿鳖甲汤治低热案：许某，男，46 岁。初诊：近 1 个月来，自觉每天下午周身发热，清晨午前身凉无热，发热时体温 37.5℃左右，发热原因不明。平时口渴，尿黄，面生痤疮。舌红，苔焦，少津。从阴津不足、少阳之热伏于阴分论治，处方：青蒿 4g，鳖甲 15g（先煎），牡丹皮 10g，知母 8g，地骨皮 10g，石斛 30g，柴胡 10g，黄芩 3g。7 剂。

二诊：服药后下午仅身有微热，体温正常。舌黑而干，继续用上方化裁：青蒿 4g，鳖甲 15g（先煎），牡丹皮 10g，知母 8g，生地黄 15g，石斛 30g，地骨皮 15g，柴胡 10g，黄芩 3g。7 剂。

三诊：已不发热，面部痤疮也有减轻，改用凉血滋阴解毒法治疗痤疮。

【现代研究】

1. 青蒿鳖甲汤治疗系统性红斑狼疮的临床疗效研究：临床研究表明，青蒿鳖甲汤化裁内服联合西药疗法在改善系统性红斑狼疮的症状及实验室指标、降低不良反应发生率方面优于单纯西药疗法，具有增效减毒作用[①]。青蒿鳖甲汤化裁联合西药治疗阴虚型系统性红斑狼疮增效减毒疗效肯定[②]。

2. 青蒿鳖甲汤现代药理研究：青蒿鳖甲汤方中，青蒿能调节免疫功能，有降温、消炎、抑菌等作用；鳖甲可以增强免疫及抗纤维化；知母有显著的解热、抗炎、抗肿瘤作用；牡丹皮的主要成分丹皮酚具有镇静、降温、解热、镇痛、抗炎等作用。青蒿鳖甲汤对肿瘤伴细菌感染患者在辅助抗菌作用的基础上，可降低患者的发热、改善患者的临床症状，有效提高抗菌药物的治疗效果，减少抗菌药物的用量及疗程[③]。另外，常规西医治疗基础上联合青蒿鳖甲汤能有效降低阴虚内热型系统性红斑狼疮患者血清免疫球蛋白水平，提高补体 C3、C4 水平[④]。

参考文献：

① 白琳，赵君. 青蒿鳖甲汤对阴虚内热型系统性红斑狼疮患者血清免疫球蛋白和补休 C3、C4 的影响 [J]. 实用中医临床杂志，2019，23（19）：53 - 56.

② 龚晓红，李松伟，李桓，等. 青蒿鳖甲汤化裁治疗阴虚型系统性红斑狼疮增效减毒的 Meta 分析 [J]. 风湿病与关节炎，2020，9（9）：33 - 38.

③ 卫洁，蔡瑞君，罗丽琼. 青蒿鳖甲汤辅助治疗细菌感染性疾病的疗效分析 [J].

中医药学报，2018，46（4）：106-108.

④白琳，赵君. 青蒿鳖甲汤对阴虚内热型系统性红斑狼疮患者血清免疫球蛋白和补休 C3、C4 的影响［J］. 实用中医临床杂志，2019，23（19）：53-56.

五、下焦篇 13

【原文】

热邪深入下焦，脉沉數，舌乾齒黑，手指但覺蠕動，急防痙厥[1]，二甲復脈湯主之。

此示人痙厥之漸也。温病七八日以後，熱深不解，口中津液乾涸，但覺手指掣動，即當防其痙厥，不必俟其已厥而後治也。故以復脈育陰，加入介屬潛陽，使陰陽交紐，庶厥不可作也。

二甲復脈湯方（鹹寒甘潤法）

即於加減復脈湯內，加生牡蠣五錢，生鱉甲八錢。

【词解】

[1] 痙厥：肢体抽搐、四肢不温、神志不清的表现。

【提要】

下焦温病虚风内动的证治。

【析义】

温病后期，邪入下焦，肾阴耗损，津液不能上承，则见舌干齿黑；虚热内生，则脉沉数；肾水不足无以涵养肝木，致筋脉失养，则见手指蠕动，此为痙厥之先兆表现。应急投滋阴潜阳之品以息虚风，防其深入发展而出现痙厥重证，以"二甲复脉汤主之"。其方以加减复脉汤滋阴，加生牡蛎、生鳖甲潜阳，共奏息风止痉之功。

【医家解读】

杨进：下焦温病，肾阴耗损，阴虚不能涵木，筋脉失养就会发生挛急，即所谓虚风内动。本条症见手指蠕动，为虚风内动先兆，故在用复脉汤滋肾阴的同时，加牡蛎、鳖甲以育阴潜阳息风，从而防止痙厥的发生。

【名家临证指要】

吴鞠通以二甲复脉汤治热厥案：马，三十八岁。癸丑年六月初六日，暑热本易伤阴，误用消导攻伐，重伤阴气，致令头中、耳中鸣无止时，此系肝风内动。若不急救肝肾之阴，瘛疭热厥至矣。炒白芍六钱、炙甘草三钱、生鳖甲五钱、大生地六钱、麦冬五钱、生牡蛎五钱、丹皮三钱、桑叶三钱、茶菊炭二钱、麻仁二钱，便不实去此，服四帖。

【现代研究】

二甲复脉汤现代药理研究：二甲复脉汤可有效降低血浆脂蛋白（α）的含量，具有消除病损、保护组织、消除黏滞的作用，其成分具有提高超氧化物歧化酶含量、增强机体清除氧自由基的能力，并通过抑制脂质过氧化损伤，发挥调脂、抗氧化、抗动脉粥样硬化、抗凝集、抗衰老作用[1]。

参考文献：

①高杰. 二甲复脉汤对血浆脂蛋白（α）的影响［J］. 山东中医杂志，2005，24（1）：15 - 16.

六、下焦篇14

【原文】

下焦温病，热深厥甚，脉细促，心中憺憺大動[1]，甚則心中痛者，三甲復脈湯主之。

前二甲復脈，防痙厥之漸；即痙厥已作，亦可以二甲復脈止厥。茲又加龜板名三甲者，以心中大動，甚則痛而然也。心中動者，火以水爲體，肝風鴟張，立刻有吸盡西江之勢，腎水本虛，不能濟肝而後發痙；既痙而水難猝補，心之本體欲失，故憺憺然而大動也。甚則痛者，陰維爲病主心痛，此證熱久傷陰，八脈麗於肝腎，肝腎虛而累及陰維故心痛，非如寒氣客於心胸之心痛，可用溫通。故以鎮腎氣、補任脈、通陰維之龜板止心痛，合入肝搜邪之二甲，相濟成功也。

三甲復脈湯方（同二甲湯法）

即於二甲復脈湯內，加生龜板一兩。

【词解】

[1] 心中憺憺大动：语出《素问·至真要大论》，形容心跳剧烈，心神不安。如古人云："若游鱼失水而腾跃。"

【提要】

温病阴虚水亏、虚风内动、心失所养的证治。

【析义】

本条证候是从上条所述之证发展而来。上条为动风先兆仅见手指蠕动，而本条吴氏自注为"痙厥已作"。且"脉细促，心中憺憺大动，甚则心中痛"，说明温病后期肾阴大伤，不仅不能滋养筋脉，亦不能滋养心神，较二甲复脉汤之肝肾真阴虚损的虚风渐动为重。其病变涉及肾、肝、心三脏，故治疗用三甲复脉汤，即在二甲复脉汤基础上加龟板以"镇肾气，通阴维"，交通心肾。

【医家解读】

杨进：本证由温病后期肾阴大伤，不能濡养筋脉，造成肢体痉挛、抽搐，即为"水不涵木"所致。应与邪热内盛引起的肝风内动进行区别，本证除了有心中憺憺大动之外，还可见肢体瘛厥，神倦，舌多干绛，脉细数而虚。如发生瘛厥，多表现为手足蠕动、肢体拘急，与肝热动风之手足剧烈抽搐、伴高热者截然不同。本证的病机在于阴虚动风，病变涉及肾、肝、心三脏，治疗时，取三甲复脉汤，即用二甲复脉汤加龟板以助滋阴潜镇之力。

【名家临证指要】

1. 任继学以三甲复脉汤加减治心房颤动案[①]：心房颤动为心血管病中常见病、多发病。在三甲复脉汤主症中的心中憺憺大动，甚则心中痛与心房颤动症状相似。此病多由于肾水不足，木失水涵，肝木疏泄太过，风木上逆，肺金不降，中枢不运，四维灌注不足而发。此方三甲可潜降木气；生地黄、火麻仁可滋肾水；白芍收敛厥阴；麦冬降肺金；炙甘草补土；阿胶补心血，润木气。生地黄大量用为宜，应在80g以上，且需加清酒一并熬之。

2. 李士懋以三甲复脉汤治痉病案：范某，女，81岁。2006年2月27日初诊：两手心痛，沿手少阴心经及手阳明大肠经，上窜至肩，已两个月余。夜痛甚彻夜不能眠，手肿、旋屈皆痛，心悸动，胃欠和，口干。脉浮大而涌。舌嫩红，苔白腐。证属：阴虚阳亢而化风，风阳走窜经络。法宜：滋阴潜阳息风。方：三甲复脉汤主之。炙鳖甲18g、败龟板30g、生龙骨、生牡蛎各18g，白芍18g，山茱萸30g，干地黄15g，五味子6g，炒酸枣仁30g，阿胶15g，首乌藤18g，牡丹皮10g，炙百合30g，地龙15g。

按：浮大涌动，乃阳盛之脉。阳何以盛？从阳求阴，乃阴虚不制，阳失依恋而升动，致脉大而涌，此类阴虚阳搏之动脉。浮大类洪，洪如波涌，此则如喷涌，振幅大。其弦者，乃阳亢化风。风阳走窜于心则心经痛，心乱不稳，神不宁而彻夜不寐。法宜滋阴潜阳息风，方宗三甲复脉汤。方中息风之品无多，以阴复阳潜风自息，滋阴潜阳，即以息风。

【现代研究】

1. 三甲复脉汤治疗抑郁和睡眠障碍的研究：三甲复脉汤加减可以显著改善姿势步态异常型帕金森病抑郁和睡眠障碍，并能增强左旋多巴对运动症状的疗效[②]。

2. 三甲复脉汤治疗心阴虚型快速性心律失常的研究：三甲复脉汤治疗心阴虚型快速性心律失常的效果显著，实验组临床治疗总有效率94.59%[③]。三甲复脉汤现代药理组方研究认为，生地黄中的地黄寡糖、地黄多糖，能够有效加速患者机体内骨髓造血干细胞产生，进而促进造血祖细胞繁殖；龟甲则能够有效降低血浆的黏度、提升机体免疫功能；麦冬中的麦冬总皂苷能够有效发挥抗心律失常的功效；诸药合用，能够有效扩张患者血管、抗心律失常，进而保护心肌。

参考文献：

①石贵军，周高峰．任继学教授治疗冠心病的经验［C］．中华中医药学会心病分会全国第十二次学术年会暨中华中医药学会心病分会换届选举工作会议论文精选．中华中医药学会心病分会，2010：3．

②杨芳，金硕果，陈卫银，等．三甲复脉汤加减对 PIGD 型帕金森病抑郁和睡眠障

碍的影响及其机制研究 [J]. 辽宁中医杂志，2017，44（10）：2131-2134.

③吕本林. 三甲复脉汤治疗心阴虚型快速性心律失常临床分析 [J]. 中西医结合心血管病电子杂志，2017，5（22）：134.

七、下焦篇15

【原文】

既厥且噦[1]（俗名呃忒），脈細而勁[2]，小定風珠主之。

溫邪久踞下焦，爍肝液爲厥，擾衝脈爲噦，脈陰陽俱減，則細，肝木橫強則勁，故以雞子黃實土而定內風；龜板補任（謂任脈）而鎮衝脈；阿膠沉降，補液而熄肝風；淡菜生于鹹水之中而能淡，外偶內奇，有坎卦之象，能補陰中之真陽，其形翕闔，故又能潛真陽之上動；童便以濁液仍歸濁道，用以爲使也。名定風珠者，以雞子黃宛如珠形，得巽木之精，而能熄肝風，肝爲巽木，巽爲風也。龜亦有珠，具真武之德而鎮震木。震爲雷，在人爲膽，雷動未有無風者，雷靜而風亦靜矣。亢陽直上巔頂，龍上於天也，制龍者，龜也。古者豢龍御龍之法，失傳已久，其大要不出乎此。

小定風珠方（甘寒鹹法）

雞子黃（生用）一枚　真阿膠二錢　生龜板六錢　童便一杯　淡菜三錢

水五杯，先煮龜板、淡菜得二杯，去滓，入阿膠，上火烊化，內雞子黃，攪令相得，再沖童便，頓服之。

【词解】

[1] 噦：由于胃气上逆而发出的呃声。

[2] 劲：指的是脉象坚强有力，属弦急之象。

【提要】

下焦温病阴虚阳扰呃逆的证治。

【析义】

本证是温邪伤阴，既厥且噦的证治。温邪久居下焦，烁肝液为厥，扰冲脉为噦，阴虚则脉细，肝旺则脉弦劲有力，故治宜滋阴息风降冲，方以小定风珠。方中龟板补任脉镇冲脉，阿胶补液而息肝风，淡菜补阴中之阳而潜真阳之上动，童便滋阴降火，鸡子黄滋阴而息内风，共奏滋阴息风降冲之功。温病呃逆，本书共列三条。一为上焦篇46条"太阴湿温，气分痹郁而噦者"的宣痹汤证；二为中焦篇57条"阳明湿温，气壅为噦者"的新制橘皮竹茹汤证；三为本条"既厥且噦，脉细而劲"者的小定风珠证。从三条来看，脾肺、胃、肝肾之病均可致呃，而尤以湿证为多。噦证可发生于温病的上焦、中焦和下焦不同阶段，发于下焦者属虚证，其噦声多断续而声低无力。对本证的治疗应主以育阴潜阳息风。

【医家解读】

赵绍琴：本方是治疗温病后期热灼真阴的方剂。温病后期，证见真阴亏耗，肝失濡养，虚风内动，脉多虚细而弦，法宜育阴潜阳，方用小定风珠。在使用时应注意区分是实风还是虚风。实风以祛邪为主，方用羚角钩藤汤等。虚风以扶正为主，方用小定风珠等。但在体弱阴分不足之时，也见虚热灼阴，脉弦有力，此时当以养阴为主，兼顾有余之热，宜热减以后，再纯用滋养。

【名家临证指要】

潘澄濂以小定风珠加减治暑温（乙脑）恢复期案：张某，男 11 岁，1964 年 7 月 13 日入院。症状：因发热、头痛、昏迷，经中西医结合治疗，达十余日，神志已清，午后发热 38.5℃，已有半月不解，形体消瘦，语声低微，肢指颤动，握碗捏筷亦感困难，小溲清利，大便燥结，舌质光红少苔，脉象细数。白细胞 1.02×10^9/L，中性粒细胞百分比 80%，淋巴细胞百分比 19%，嗜酸性粒细胞百分比 1%，脑脊液外观清晰，细胞数 400/mm^3，蛋白定性（＋）。诊断：乙型脑炎（恢复期）。中医辨证：暑邪留恋，气营两损，筋失濡养，内风煽动。治法：育阴益气，清暑息风。仿小定风珠意以进。处方：生龟甲 20g，生地黄 15g，太子参 12g，麦冬 9g，青蒿 9g，钩藤 9g，忍冬藤 12g，橘络 3g，鸡子黄 1 枚（分 2 次研冲），服 3 剂。

二诊：午后身热已轻，体温最高为 37.7℃。精神略振，但肢指尚有震颤，胸部出现白痦、色如水晶，舌仍光红，脉象细数。于原方去忍冬藤，加怀山药 12g，服五剂。

三诊：身热已清，语言音声稍亮，肢指颤动减轻，能站立，室内行动不需人扶，舌苔薄润，脉象濡缓。再予养阴益气。处方：太子参 20g，生地黄 12g，清炙黄芪 10g，麦冬 9g，怀山药 12g，陈皮 6g，扁豆花 10g，怀牛膝 10g，茯苓 10g，陈皮 6g，炙甘草 3g，再服 10 剂而出院。

按：本例由于暑邪久羁，壮火食气，气营俱损，邪却正虚，所幸胃纳尚可，故投以小定风珠的咸寒养阴法，扶正以祛邪，中途未生变卦，效果较为满意。

八、下焦篇16

【原文】

热邪久羁，吸烁真阴[1]，或因误表，或因妄攻，神倦瘛瘲，脉气虚弱，舌绛苔少，时时欲脱者，大定风珠主之。

此邪气已去八九，真阴仅存一二之治也。观脉虚苔少可知，故以大队浓浊填阴塞隙，介属潜阳镇定。以鸡子黄一味，从足太阴，下安足三阴，上济手三阴，使上下交合，阴得安其位，斯阳可立根基，俾阴阳有眷属一家之义，庶可不致绝脱欤！

大定风珠方（酸甘咸法）

生白芍六钱　阿胶三钱　生龟板四钱　乾地黄六钱　麻仁二钱　五味子二钱

生牡蛎四钱　麦冬（连心）六钱　炙甘草四钱　鸡子（黄生）二枚　鳖甲（生）四钱

水八杯，煮取三杯，去滓，再入鸡子黄，搅令相得，分三次服。喘加人参，自汗者加龙骨、人参、小麦，悸者加茯神、人参、小麦。

【词解】

[1] 真阴：即肾阴，是全身阴液的根本，对机体各个脏腑器官起着滋润和濡养的作用。

【提要】

下焦温病阴虚风动兼脱的证治。

【析义】

本条所论证候由上条进一步发展而来，为虚风内动而欲脱之候。热邪久羁不退，本已消烁真阴，又因误用汗下之法，更劫夺肝肾阴精。因阴精亏虚不能上养心神，可见神倦肢疲；水不涵木，虚风内动则见手足瘛疭；真阴大伤，故舌绛少苔、脉虚弱。本证为阴虚风动，时时欲脱的危重症，治用大定风珠滋阴息风，本方以加减复脉汤填补真阴，龟甲、鳖甲、牡蛎潜阳，五味子、白芍、甘草酸甘化阴，鸡子黄养阴息风。是针对纯虚无邪（邪气已去八九，真阴仅存一二），虚风内动，时时欲脱的救急之方。

【医家解读】

杨进：本条所论的病证与三甲复脉汤证相似，为真阴大伤引起虚风内动而欲厥脱者。证候性质以虚为主，特点是邪少虚多，如阴精耗伤过甚、阳无以恋，可有阴阳离决之虞。大定风珠与三甲复脉汤所治的病证都属阴虚动风，本证的真阴耗伤更甚，动风也更为显著，且时时欲脱，证情更为严重，所以本方填补真阴及潜镇之力更强。

【名家临证指要】

1. 熊继柏以大定风珠治小儿抽搐案[1]：曾某，男，2岁。门诊病例。1991年5月19日初诊。主诉：抽搐半年，加重1个月。患者半年前患乙脑，经抢救治疗后，诸症已平，唯抽搐不止，且近月来抽搐愈频，呈阵发性，医院诊断为癫痫。观其抽搐发作时，四肢抽搐明显，手足指趾僵直，牙关紧闭，甚则角弓反张。抽搐时神志亦不清醒，但口中并无痰涎。伴手足心热，大便较干，舌红，舌苔花剥而薄，指纹色紫。辨证：阴虚风痫。治法：滋阴息风。方以大定风珠加减。处方：生地黄10g，白芍12g，火麻仁6g，麦冬10g，生牡蛎10g，炒龟甲10g，炒鳖甲10g，五味子2g，炙甘草5g，阿胶10g（烊化），天麻10g，僵蚕10g，钩藤10g。10剂，水煎服。嘱其浓煎频服，每一日半服1剂。

按：小儿抽搐，最需辨清虚实。而乙脑后遗抽搐，每虚多实少。吴鞠通云："热邪久羁，吸灼真阴，或因误表，或因妄攻，神倦瘛疭，脉气虚弱，舌绛苔少，时时欲脱者，大定风珠主之。"温病后期津液枯竭，血分受戕。常常导致症情危重，甚至险象迭出。熊老在治疗中重视"津血同源"的理论，在投大剂养阴的同时，参以补血，在抢救危重症中取得了一定疗效。此案即其验也。

2. 刘弼臣以大定风珠治偏瘫案[2]：张某，女，3岁。初诊日期：1988年6月18日。

患者因患结核性脑膜炎，脑疝形成，住某医院治疗经过抢救热虽退，但出现右侧半身不遂，全身抽搐不已。继则发生水痘再度出现发热，经治月余，体温仍在37.6℃~38.4℃之间盘旋，肢体出现萎缩，偏瘫未见好转。刻下出现双目失明，四肢僵直，瘛疭拘挛，失语，二便失禁，肌肤甲错，口唇燥裂，大便少且干，四肢肌肉萎缩，低热不退，干瘦如柴，舌绛少苔，脉沉细。证属阴液耗竭，虚风内动。治当滋水涵木，柔肝息风。方用大定风珠加减：炙鳖甲、龟甲、生牡蛎、丹参各15g，白芍、阿胶、茯神、夜明砂、望月砂、钩藤各10g，炙甘草5g，鸡子黄1枚。16剂水煎服，日两服。后随症加减陆续服药1年，上肢活动自如，可以坐起，双手可以抱娃娃，服药至1990年11月，饮食可以自理，经搀扶可在室内行走，体力、神志、智力均恢复正常，唯右侧下肢仍有萎缩。

按：本案低热不退3个月，久热耗伤阴液，肝血不足，血不养筋，虚风内动则引起手足瘛疭，四肢拘挛，项强失明；热灼真阴则肌肤甲错；邪入营血蒙蔽清窍则失语；耗伤阴液，元气大亏则肢痿昏迷不醒。故用大定风珠滋阴潜阳、柔肝息风。方中鸡子黄上通心气，下达肾气，合阿胶滋阴以息风，共为主药；生地黄、麦冬、白芍滋阴柔肝，三甲育阴潜阳，共为辅药；五味子、炙甘草化阴以安中，火麻仁润燥以泻热，均为佐使药。诸药合用，滋阴潜阳，柔肝息风，而血压得降，眩晕得息。

【现代研究】

1. 大定风珠治疗脑出血：研究表明大定风珠能够减轻动脉硬化的程度，恢复细胞生理功能，减少神经突触功能的破坏、细胞凋亡、炎症刺激、血小板的分泌及聚集，改善血液高凝状态，从而改善大脑功能[3]。

2. 大定风珠治疗肝纤维化：大定风珠治疗肝纤维化是取其滋阴潜阳之功。其治疗慢性乙肝患者可使血清肝纤维化指标明显下降，能够促使胶原降解代谢并抑制贮脂细胞的增殖[4]。

参考文献：

①熊继柏.小儿抽搐案［N］.中国中医药报，2013-09-30（004）.

②雷规化.刘弼臣教授治疗"植物人"1例［J］.陕西中医，1993（8）：26.

③陈疆，张扬，熊新贵，等.大定风珠治疗脑出血恢复期阴虚动风证证-效关系的蛋白质组学研究［J］.湖南中医药大学学报，2013，（11），57-62.

④李伟林，王才党，张君利.大定风珠治疗肝纤维化30例临床观察［J］.中医杂志，2002（07）：520-521+5.

九、下焦篇17

【原文】

壮火尚盛者，不得用定风珠、复脉。邪少虚多者，不得用黄连阿胶汤。阴虚欲痉者，不得用青蒿鳖甲汤。

此诸方之禁也。前数方虽皆為存陰退熱而设，其中有以補陰之品，為退熱之用者；有一面補陰，一面搜邪者；有一面填陰，一面護陽者；各宜心領神會，不可混也。

【提要】

下焦温病治禁。

【析义】

"诸方"指治疗下焦温病的主要方剂，如加减复脉汤、大小定风珠、黄连阿胶汤、青蒿鳖甲汤等，都具有滋养肾阴的作用，但各有适应病证，临床应注意区别运用。如大定风珠、加减复脉汤属填补真阴之剂，对壮火尚盛者禁用；黄连阿胶汤属滋水清心之剂，故对邪少虚多者禁用；青蒿鳖甲汤属滋阴透邪之剂，故对肾阴大虚而虚风内动者禁用。

【医家解读】

方药中：第十七条是讲下焦温病，虽然可以通用育阴潜阳法以复其阴，但必须根据邪正之间的关系，区分标本缓急而定用药先后。如邪火尚盛者，就必须先清邪火。此时就需用黄连阿胶汤一类方剂以治其标，不得急于用育阴潜阳之剂。因为邪火不去，阴液难复，正气亦必不能复。这就是原文所谓的"壮火尚盛者，不得用定风珠、复脉"。反之，如邪火不盛，重在阴液欲竭，必须重在救阴，不得再用攻邪之剂，当用复脉、定风珠之类。这就是原文所谓的"邪少虚多者，不得用黄连阿胶汤"。下焦温病特别是在阴虚欲痉或作痉时，属下焦温病中的急重危症，此时用药必须及时和准确，否则就会贻误治疗，导致不救。原文所谓"阴虚欲痉者，不得用青蒿鳖甲汤"，是因为青蒿鳖甲汤属清热养阴之剂，对阴虚欲痉者来说，必须急用育阴潜阳，方宜选用二甲、三甲复脉汤一类方剂，此时如用本方，反会贻误治疗。

【名家临证指要】

1. 赵绍琴运用诸方之禁临床体会：本条从病机上论述定风珠、加减复脉汤、黄连阿胶汤、青蒿鳖甲汤诸方之鉴别。此诸方虽均有养阴之功，然其证之虚实程度、邪之多少不同，故其应用也有区别：虽有真阴耗损，但"壮火尚盛者"，是虚中有实之证，当滋阴与泄火并用，以黄连阿胶汤为宜。不可用定风珠、加减复脉汤一类纯补之剂，以防恋邪。若"邪少虚多"，而余邪深伏阴分不出者，宜用青蒿鳖甲汤养阴透热。黄连阿胶汤虽有清热祛邪之功，然其药苦寒，且无入络搜邪之能，用之则徒伤正气，而邪不能去，故不可用。若"阴虚欲痉者"，是真阴耗损，虚多而邪极微，或邪热已去之证。其"欲痉"乃亡阴失水，水不涵木，虚风内动之兆，故宜用定风珠之类方剂，以滋阴息风。不可用青蒿鳖甲汤类芳窜搜剔之品。

2. 邓铁涛对诸方鉴别用药临床体会：温病后期用药重在养阴护阴，虽以补养阴液为主，但根据不同证型及余邪的盛衰确定是否佐以祛邪。温病后期，病势渐退，身体因受疾病的影响，往往呈衰弱征象，而且一般热性病的热度高，脉数。温病下焦篇以存阴为主，但仍有余邪未尽的情况，不可纯用清补，根据余邪的盛衰多少辨证选用复脉汤、定风珠、青蒿鳖甲汤、黄连阿胶汤。

【现代研究】

黄连阿胶汤现代药理研究：黄连阿胶汤能明显降低失眠小鼠脑组织中5－羟色胺含

量，改善失眠症状。能有效降低 2 型糖尿病小鼠血糖、总胆固醇、甘油三酯、低密度脂蛋白胆固醇，升高高密度脂蛋白胆固醇、载脂蛋白 A‑Ⅱ，表明黄连阿胶汤能有效改善 2 型糖尿病小鼠的血脂代谢，对 2 型糖尿病的血管并发症具有预防作用[1]。

参考文献：

[1] 杜杨，沈莉．黄连阿胶汤临床及药理研究进展 [J]．现代中西医结合杂志，2019，28（17）：1922－1924＋1928.

十、下焦篇18

【原文】

痙厥神昏，舌短，煩躁，手少陰證未罷者，先與牛黃紫雪輩，開竅搜邪；再與復脈湯存陰，三甲潛陽，臨證細參，勿致倒亂。

痙厥神昏，舌蹇煩躁，統而言之曰厥陰證。然有手經足經之分，在上焦以清邪爲主，清邪之後必繼以存陰；在下焦以存陰爲主，存陰之先，若邪尚有餘，必先以搜邪。手少陰證未罷，如寸脈大，口氣重，顴赤，白睛赤，熱壯之類。

【提要】

温邪深入手足厥阴的证治。

【析义】

温病中，手厥阴心包、手少阴心与足厥阴肝、足少阴肾的病变都可以出现"痙厥神昏，舌短，煩躁"的症状。手厥阴心包与手少阴心的病变在上焦，多出现热入心包证；足厥阴肝与足少阴肾的病变在下焦，多出现亡阴脱液证。这两类证候虽然有相同的症状，但是病机却截然不同。热入心包证是虚实夹杂证，除上述症状外，还见"寸脉大，口气重，颧赤，白睛赤，热壮之类"，也就是说，热邪盛的表现更为突出。亡阴脱液证则属肝肾阴虚的重证，所以除上述症状外，还见一派阴亏液涸的表现。在治疗热入心包证时，应当先用安宫牛黄丸、紫雪之类方药清心豁痰开窍搜邪，待邪火基本消除后，再使用三甲复脉汤之类滋阴药物以育阴潜阳。亡阴脱液证应当救阴，但如果还兼有热入心包而"手少阴证未罢者"，也应当先祛邪，然后再滋阴，如果邪未去而妄施补剂，势必造成"闭门留寇"而致内闭外脱。

【医家解读】

杨进：在温病过程中，手少阴和足少阴的病变既可分别见到，又可兼见。文中明确提出，如手足少阴病变兼见时，当先治手少阴，再治足少阴。当然，在临床上，也可手足少阴并治。如有邪在，应先祛邪，有窍闭者，应先开窍。

【名家临证指要】

吴鞠通治产后瘛疭案：丁亥（1827 年）四月十二日，某氏，三十岁产后感受风温，自汗，身热，七八日不解。现在脉沉数，邪陷下焦，瘛疭，俗云产后惊风。与复脉法，但须先轻后重。方：细生地四钱，麦冬（不去心）四钱，火麻仁二钱，生白芍二钱，丹皮三钱，炙甘草一钱，生鳖甲打碎，五钱，阿胶二钱。煮三杯，分三次服。

十四日：产后阴虚，又感风温，身热，与复脉法，身热已退，但脉仍数，虚未能复。仍宗前法而进之。方：丹参三钱，大生地五钱，生牡蛎五钱，炒白芍三钱，生鳖甲五钱，麻仁三钱，麦冬（不去心）三钱，炙甘草二钱，丹皮三钱，阿胶三钱。浓煎三茶杯，分三次服。二帖。

按语：本案为吴公七十岁（道光七年）时诊案。产后风温七八日不解，邪陷下焦而瘛疭。案载"俗云产后惊风"，其实应名为"产后瘛疭"。产后外感风温，本病初应清热祛风疏解即可，但本案七八日未解，继而温邪伤阴，更有产后阴虚血少在前，正不胜邪，温邪入里并陷下焦发为瘛疭。"产后惊风"指产妇汗多发"痉"，俗谓"产后惊风"，实非"风邪"也，乃肝血空虚，不能荣筋肢末，以致手足抽搐，有似"中风"之状，更有口噤咬牙，角弓反张，此气血大虚之恶候。产后瘛疭，"瘛"与瘈通，是指筋脉拘急；"疭"是指筋脉弛张。产后瘛疭正如《妇人良方大全》所云：是产后血虚、阴血不足，筋失濡养所引起，以抽搐为主症，不应从"风"治之。宜大补气血，方用人参养荣汤加味。"产后惊风"与"产后瘛疭"是两种不同疾病，不可含糊。"产后惊风"属产后痉病。《证治准绳女科》：陈临川云：凡产后口噤，腰背强直，角弓反张，皆名曰痉，简而言之"产后惊风"属实，有邪。"产后瘛疭"属虚，无邪。本案为"产后瘛疭"属血少血虚，而非"产后惊风"，故用从养阴、滋阴、潜阳、养血为主，也含复脉之意，故云复脉法。

【现代研究】

三甲复脉汤现代临床研究：三甲复脉汤具有补益心脾、补肝益肾、强健筋骨的作用，治疗骨质疏松症效果明显，同时又兼顾对高血压、冠心病、糖尿病的治疗，不仅缩短治疗时间，还能提高治疗效果。三甲复脉汤结合胺碘酮片治疗老年慢性心力衰竭，联合治疗疗效显著增加，不良反应率明显下降[1]。

参考文献：

[1]李延，袁鑫．三甲复脉汤药理和应用研究概况［J］．山东中医杂志，2019，38（04）：390－393．

十一、下焦篇21

【原文】

少腹坚满，小便自利，夜热昼凉，大便闭，脉沉实者，蓄血也，桃仁承气汤主之，甚则抵当汤。

少腹坚满，法当小便不利，今反自利，则非膀胱气闭可知。夜热者，阴热也；昼凉者，邪气隐伏阴分也。大便闭者，血分结也。故以桃仁承气通血分之闭结也。

若閉結太甚，桃仁承氣不得行，則非抵當不可，然不可輕用，不得不備一法耳。

桃仁承氣湯方（苦辛鹹寒法）

大黄五錢　芒硝二錢　桃仁三錢　當歸三錢　芍藥三錢　丹皮三錢

水八杯，煮取三杯，先服一杯，得下止後服，不下再服。

抵當湯方（飛走攻絡苦鹹法）

大黄五錢　䗪蟲（炙乾爲末）二十枚　桃仁五錢　水蛭（炙乾爲末）五分

水八杯，煮取三杯，先服一杯，得下止後服，不下再服。

【提要】

温病蓄血重证的证治。

【析义】

本证又称血热互结证或瘀热互结证，其病机是热邪深入下焦血脉，消耗血中津液，使血液黏稠成瘀，热越耗则血越黏，血越黏则热越滞，最终导致瘀血蓄积于下焦的血脉之中。结合临床实践来看，本证的临床表现多见：身热，少腹急结或硬满按痛，小便自利，神志如狂或发狂，舌绛紫而暗，脉沉实或沉涩。"少腹坚满"，可以是膀胱蓄水，也可以是蓄血。蓄水与蓄血的鉴别，关键在小便情况，少腹坚满，小便不利者，多为蓄水；少腹坚满，小便通利者，多属血。瘀血与热血互结于下焦血脉中的蓄血证，治疗要用泄热逐瘀法。在治疗上必须攻瘀，桃仁承气汤及抵当汤是攻瘀常用方。所以下焦温病合并瘀血者，亦可选用本方。下焦温病，真阴欲竭，救阴常是下焦温病的主要治疗方法。攻下之剂，多有伤阴之弊，非万不得已之时，不可使用。原注谓"不可轻用，不得不备一法"，即属此意。

【医家解读】

方药中：下焦温病，真阴欲竭，救阴常是下焦温病的主要治疗方法。攻下之剂，多有伤阴之弊，非万不得已之时，不可使用。例如由于血瘀而致之大出血者，瘀不去则血不止，不得不用攻瘀以求止血。或大便闭结，多日不行，不得不勉强攻下以通闭结，其他一般情况，不得轻用。原注谓"不可轻用，不得不备一法"，即属此意。

【名家临证指要】

1. 吴灼燊以桃仁承气汤加减治癃闭案：吴某，男，25岁。初诊：1953年6月8日。主诉：突然小便癃闭，点滴全无已一昼夜。已便秘3天，加之小便不出，小腹胀痛，努责艰难，口苦咽干而不敢饮，痛苦异常，请余诊疗。诊查：患者年轻，体质尚好。下腹胀痛拒按，表情痛苦。脉大而应指有力，舌质红，苔黄厚干。辨证：返穗后恣啖肥甘，暴饮暴食。加之寄于友人之家，不能适应环境。热滞之邪结于肠腑，下注膀胱。腑气不通，膀胱气机阻塞，焉能有大小便？此属癃闭实证兼腑热燥结，宜内治外熏，双管齐下，便尿两通。治法：泻下通腑，疏利宣窍。选桃仁承气汤加减。处方：桃仁12g，甘草10g，玄明粉15g（冲服），大黄15g（后下），桂枝10g。另生葱1kg煎浓汤盛于木桶，坐而熏之，外覆以被，至脐为度，勿令泄气。嘱服药后半小时即坐而熏之，片刻腹有微痛，坠急不可忍耐，二便同时而下，精神焕然一振，不再剂而愈。

按语：患者返穗后恣啖肥甘，暴饮暴食；寄于友人之家，不能适应环境，热滞之邪结于肠腑，下注膀胱。腑气不通，膀胱气机阻塞，故大小便全无，此属癃闭实证兼腑热燥结，宜内治外熏，双管齐下，便尿两通。患者年轻，体质尚好，故以泻下法内治腑热燥结于肠，以辛温之生葱汤外熏，宣散膀胱阻滞之气机治疗癃闭，双管齐下，便尿两通。

2. 张文选以加减桃仁承气汤治痛经痤疮案：朱某，女，22 岁，学生。2005 年 3 月 5 日初诊。颜面痤疮，以额头为主，皮损高突而硬、密集、色红赤，或痛，或痒，月经前加重。伴有痛经，每次月经第 1 天腹痛，痛时手足发凉，月经后第 2 周白带夹血如注。易烦躁，手足心热。舌红舌尖赤，苔黄白相兼，脉弦滑略数。此血分瘀热，属加减桃仁承气汤证。处方：生地黄 15g，牡丹皮 10g，生大黄 10g，桃仁 10g，泽兰 15g，赤芍 10g，黄连 6g，黄芩 10g，连翘 15g，枇杷叶 15g，生薏苡仁 20g，白芷 6g。6 剂。2005 年 3 月 12 日二诊：服药 1 剂，腹泻 3 次，泻出黑色黏便甚多。从第 2 剂开始，大便自行恢复正常。颜面痤疮开始消减。上方加皂角刺 8g，生大黄改用 6g。服 12 剂，痤疮消退。后继续用此方合傅山清肝止淋汤（当归、白芍、生地黄、牡丹皮、牛膝、阿胶、香附子、黄柏、黑小豆、大枣）调治，痛经与白带夹血告愈。

按语：颜面痤疮，以额头为主，皮损高突而硬、密集、色红赤，或痛，或痒，额头为阳明经循行之处，此为肺胃积热久蕴不解，循经上攻于颜面，郁聚于毛孔；肝经郁热久滞，气血运行不畅，瘀血内停，则有痤疮经前加重伴有痛经，且易烦躁、手足心热。以黄芩、连翘、枇杷叶、黄连清肺胃之积热，泽兰、赤芍散颜面部郁闭之气血，生地黄、桃仁、牡丹皮配合大黄泄热逐瘀，薏苡仁淡渗利湿以止带，白芷既可引药入阳明经，又可治痈疽疮疡及赤白带下。

【现代研究】

桃核承气汤现代药理研究进展：桃核承气汤能改善慢性肾衰竭大鼠的一般情况，一定程度上升高红细胞计数与血红蛋白含量，纠正其贫血状态；降低血肌酐、血尿素氮含量，改善肾功能。本方对大鼠小肠菌群的上移和结肠定植抗力均具有回调作用，能够通过改善肠道菌群的途径进一步来改善肝性脑病的临床症状。其对重症急性胰腺炎大鼠的肝肾功能有良好的改善作用，保护肝肾细胞，减轻炎症反应并对机体起到保护作用，抑制重症急性胰腺炎病情的发展[①]。

参考文献：

①李斌斌，高音来，方坤炎，等．桃核承气汤研究进展［J］．辽宁中医药大学学报，2019，21（11）：109－111.

十二、下焦篇36

【原文】

暑邪深入少阴消渴[1]者，连梅汤主之，入厥阴麻痹[2]者，连梅汤主之；心热烦躁神迷甚者；先與紫雪丹，再與連梅湯。

腎主五液而惡燥，暑先入心，助心火獨亢於上，腎液不供，故消渴也。再心與腎均爲少陰，主火，暑爲火邪，以火從火，二火相搏，水難爲濟，不消渴得乎！以黃連瀉壯火，使不爍津，以烏梅之酸以生津，合黃連酸苦爲陰；以色黑沉降之阿膠救腎水，參冬、生地合烏梅酸甘化陰，庶消渴可止也。

肝主筋而受液於腎，熱邪傷陰，筋經無所秉受，故麻痹也。再包絡與肝均爲厥陰，主風木。暑先入心，包絡代受，風火相搏，不麻痹得乎！以黃連瀉克水之火，以烏梅得木氣之先，補肝之正，阿膠增液而熄肝風，冬、地補水以柔木，庶麻痹可止也。心熱煩躁神迷甚，先與紫雪丹者，開暑邪之出路，俾梅、連有入路也。

連梅湯方（酸甘化陰酸苦泄熱法）

雲連二錢　烏梅（去核）三錢　麥冬（連心）三錢　生地三錢　阿膠二錢

水五杯，煮取二杯，分二次服。脈虛大而芤者，加人參。

【詞解】

[1] 消渴：真陰虧損，腎水不能上供所以出現消渴，表現為渴欲飲水而飲不解渴。

[2] 麻痹：腎陰不足，水不涵木而致肝陰不足，筋脈失養，肢體感覺麻木、疼痛，甚則動作失靈。

【提要】

暑邪深入手、足少陰、厥陰的證治。

【析義】

溫病後期出現心熱、煩躁是心火旺，腎陰虛所導致的症狀。真陰虧損，腎水不能上供，所以出現消渴，表現為渴欲飲水而飲不解渴。腎陰不足，水不涵木而導致肝陰不足，筋脈失養，所以肢體感覺麻痹，甚至動作失靈。真陰虧則血少黏稠而舌紅絳，脈細，心火旺則苔黃燥而脈數。因為本證是腎陰虛、心火旺的病變，所以治療要用清心滋腎法，代表方劑是連梅湯。方中烏梅生津止渴，合黃連酸苦泄熱；合生地黃、麥冬則酸甘化陰；阿膠專救腎水。腎陰復則肝陰亦復，消渴、麻痹自除。如見心熱煩躁神迷者，為暑入心包，可先與紫雪丹清心開竅，再與連梅湯滋陰清熱。

【醫家解讀】

劉景源：連梅湯與黃連阿膠湯這兩個方劑都有瀉南補北的作用，它們的區別在於：黃連阿膠湯中以黃芩從黃連，以白芍從阿膠，再用雞子黃補陰以交通心腎，方中清心瀉火與補腎滋陰的比例各占一半，就是吳鞠通所說的"取一剛以禦外侮，一柔以護內主"，瀉南與補北均等，說明證候是虛實並重。連梅湯用一味黃連瀉壯火，而用烏梅、麥冬、生地黃、阿膠滋腎陰，可見它是偏於補腎水的方劑，說明其證候是虛中夾實，以虛為主。

【名家臨證指要】

劉渡舟以連梅湯加減治泄瀉案：孫某，男，76 歲。1993 年 8 月 4 日初診。患者因大便秘結，醫用"甘油"潤通之法，服藥後下油性稀便，每日三四次，半月之久，不能控制。口干而渴，周身乏力。大便时肛门有酸胀之感。视其舌边红，苔白，切其脉弦而软。此乃损伤肠胃，升举无力，而使气津受损所致。治以收敛固泄，气阴双补之法。为疏：乌梅10g，黄连10g，牡蛎30g，麦冬10g，沙参10g，白芍12g，炙甘草10g，党参10g。服3剂病愈。

按：本案泄泻比较特殊，既有类似于消渴、久利之乌梅丸证；又有阴液下脱之一甲煎、一甲复脉汤证。因此，连梅汤是其对的处方。处方用乌梅、黄连酸苦泄厥阴之热；牡蛎、麦冬、沙参、白芍、炙甘草、党参寓一甲复脉汤法，可滋阴敛津、涩肠止泻。方证对应，故疗效显著。

【现代研究】

1. 连梅汤加减治疗慢性萎缩性胃炎：用连梅汤治疗杂病的案例有慢性萎缩性胃炎、痢疾、小儿霉菌性肠炎等。吴氏连梅汤具有滋阴清热生津之功，加减用于慢性萎缩性胃炎之胃阴不足、脉络失养之证，可使虚热得清、津液得复、胃之脉络得以滋养。临证但见咽干、烦渴或微渴、舌红少津脉细数即可应用[1]。

2. 连梅汤组成药物的现代药理研究：连梅汤中黄连主要有效成分小檗碱能够促进葡萄糖酵解、抑制肝糖原异生，而黄连总生物碱能降低内皮素-1、细胞间黏附分子-1水平，升高一氧化氮水平，以保护血管内皮细胞，并可通过抑制炎症反应来保护神经结构功能；乌梅可降低血糖，减少血浆终末糖化，调节血脂和血液黏稠度，改善糖脂代谢紊乱；麦冬多糖能明显改善胰岛素敏感性。全方可改善糖代谢，增加胰岛素敏感性，改善胰岛素抵抗，调节脂代谢，治疗糖尿病周围神经病变[2]。

参考文献：

①汪传绪．连梅汤加味治疗慢性萎缩性胃炎24例［J］．实用中医药杂志，2012，28（11）：919．

②冷玉琳，杨婵，唐诗韵，等．连梅汤治疗糖尿病周围神经病变机制探讨［J］．中国中医基础医学杂志，2019，25（03）：369-370．

十三、下焦篇39

【原文】

暑邪久热，寝不安[1]，食不甘，神識不清，陰液元氣兩傷者，三才湯主之。

凡熱病久入下焦，消爍真陰，必以復陰爲主。其或元氣亦傷，又必兼護其陽。三才湯兩復陰陽，而偏於復陰爲多者也。溫熱、溫疫未傳，邪退八九之際，亦有用處。暑溫未傳，亦有用復脈、三甲、黃連阿膠等湯之處。彼此互參，勿得偏執。蓋暑溫不列於諸溫之內，而另立一門者，以後夏至爲病暑，濕氣大動，不兼濕不得名暑溫，仍歸溫熱門矣。既兼濕，則受病之初，自不得與諸溫同法，若病至未傳，濕邪已化，唯餘熱傷之際，其大暑多與諸溫同法；其不同者，前後數條，已另立法矣。

三才湯方（甘涼法）

人參三錢　天冬二錢　乾地黃五錢

水五杯，濃煎兩杯，分二次溫服。欲復陰者，加麥冬、五味子。欲復陽者，加茯苓、炙甘草。

【词解】

[1] 寝不安：睡不安宁或不能入睡。

【提要】

暑邪日久耗气伤阴的证治。

【析义】

本条论述下焦温病后期，热邪已退气阴两伤的证治。"暑邪久热"，是指暑热邪气留恋日久，正气大伤。其"寝不安"，是阴液大亏，心肾不交所致。其"食不甘"，说明暑热伤津耗气，脾胃气阴两虚，消磨、运化功能低下，导致纳食减少而饮食无味。其"神识不清"乃因于心气、心阴大亏而心神失养。其证属暑热邪气久耗而致"阴液元气两伤"，故治当补益气阴，以"三才汤主之"。因其方中用天冬、干地黄、人参三味，正符合天、地、人"三才"之说，故以三才名方。条文中虽云"暑邪久热"，但其症状皆为虚象，可见是暑邪已退而气阴两伤之后遗症。本条虽列于暑温、伏暑门中，但其他温热病热邪耗气伤阴而见此证者，治亦同法。

【医家解读】

杨进：暑邪最易耗气伤阴，日久易出现气阴两虚。所见寐不安寝、食不甘味、神志不清，为气阴两伤所致。三才汤属纯补之剂，可补益气阴，尤偏于益阴，但必用于暑病后期气阴两虚而邪热已去者。在临床上，因本证的临床表现与《金匮要略》所述的百合病有类似之处，所以也可试用百合地黄汤、百合知母汤之类。

【名家临证指要】

叶天士以三才汤加味治虚劳证案：某，三二，心烦不宁，目彩无光。少阴肾水枯槁，厥阳上越不潜。议用填阴潜阳汤。人参一钱半，熟地五钱，天冬一钱，麦冬三钱，龟甲一两。

按：这位32岁的患者来就诊时，心烦不安，眼睛里没有神采，正如原文中说的"神识不清"，这是少阴肾水枯竭的表现，孤阳上逆，不能潜降所致。治疗的时候应该选择滋阴潜阳的方法。叶天士选用三才汤加麦冬、龟甲治疗。这里的人参用的很妙，人参虽大补元气，但质润不燥，且生津养液，肾主水，受五脏六腑之精而藏之，人参健脾以资化源，使肾有所藏。目彩无光，人参善能明目，人参亦能入肾，补肾气。此外，本品大补元气，与滋阴潜阳药相伍，刚柔相济，动静结合。

【现代研究】

三才汤的现代药理研究：当衰老动物服用三才汤后，其肠道内双歧杆菌量恢复到正常水平[①]。三才汤醇提液和水提液均能显著提高小鼠睾丸线粒体谷胱甘肽过氧化物酶活性、小鼠脑超氧化物歧化酶活性、Na^+/K^+泵活性、一氧化氮合酶活性，能显著降低小鼠睾丸线粒体过氧化脂质含量、丙二醛含量[2]。三才汤延缓衰老的机制可能是由于提高自由基代谢相关酶的活性，降低自由基代谢产物的含量有关[3]。

参考文献：

①李春江，马冀，赵玉佳. 三才汤对衰老动物肠道菌群的调整作用 [J]. 黑龙江医药科学，1999，22（5）：28 – 29.

②曲凤玉，魏晓东，李士莉，等. 三才汤不同溶媒提取液对 D – 半乳糖衰老小鼠睾丸线粒体 GSH – Px、LPO 影响的实验研究 [J]. 中国老年学杂志，1999，19（1）：45 – 46.

③曲凤玉，魏晓东，张鹏霞，等. 三才汤不同提取部位抗衰老作用的研究 [J]. 中国实验方剂学杂志，2000，6（1）：58 – 59.

十四、下焦篇 55

【原文】

濕溫久羈，三焦瀰漫，神昏竅阻，少腹硬滿，大便不下，宣清導濁湯主之。

此濕久鬱結于下焦氣分，閉塞不通之象，故用能升、能降、苦泄滯、淡滲濕之豬苓，合甘少淡多之茯苓，以滲濕利氣；寒水石色白性寒，由肺直達肛門，宣濕清熱，蓋膀胱主氣化，肺開氣化之源，肺藏魄，肛門曰魄門，肺與大腸相表裏之義也；晚蠶砂化濁中清氣，大凡肉體未有死而不腐者，蠶則僵而不腐，得清氣之純粹者也，故其糞不臭不變色，得蠶之純清，雖走濁道而清氣獨全，既能下走少腹之濁部，又能化濁濕而使之歸清，以己之正，正人之不正也，用晚者，本年再生之蠶，取其生化最速也，皂莢辛鹹性燥，入肺與大腸，金能退暑，燥能除濕，辛能通上下關竅，子更直達下焦，通大便之虛閉，合之前藥，俾鬱結之濕邪，由大便而一齊解散矣。二苓、寒石，化無形之氣；蠶砂、皂子，逐有形之濕也。

宣清導濁湯（苦辛淡法）

豬苓五錢　茯苓五錢　寒水石六錢　晚蠶砂四錢　皂莢子（去皮）三錢

水五杯，煮成兩杯，分二次服，以大便通快爲度。

【提要】

湿重于热、黏滞大肠、阻滞气机的证治。

【析义】

湿温病日久，湿热邪气弥漫于上、中、下三焦的证治。其湿邪与热邪孰轻孰重？由其所用之宣清导浊汤是以祛湿为主的方剂可以看出，是以湿邪为主，湿重于热。其湿邪虽弥漫三焦，但以下焦为主，湿阻气机，腑气不通，故"少腹硬满"。湿滞大肠，黏腻滞着，故"大便不下"。因其为湿邪黏着，并非燥屎热结，故大便不下，少腹硬满，但并无潮热，汗出，腹满痛拒按，口渴，舌焦燥等阳明热结腑实症状。湿滞下焦，气机闭塞，邪无出路，则弥漫于中、上焦。湿浊上蒙心包，则见"神昏窍阻"，即神志昏蒙、心窍闭阻之症。其弥漫于中焦，脾胃升降失常，则脘痞，呕恶亦自不待言。吴氏在本条分注中云："此湿久郁结于下焦气分，闭塞不通之象。"因其湿阻气机，邪无出路，故浊气不降、清气不升，治当祛湿清热、升清降浊，以"宣清导浊汤主之"。其"宣清"，即升清之意。"导浊"，即降浊之意。清气升则浊气降，而浊气降则清气升，二者互为因果，故宣清与导浊实际上是相辅相成，相互为用。

【医家解读】

清·叶天士：仲景云：小便不利者，为无血也；小便利者，一也，此症是暑湿气蒸，三焦弥漫，以致神昏，乃诸窍阻塞之兆。至小腹硬满，大便不下，全是湿郁气结，彼世医犹然以滋味呆钝滞药，结邪相反极矣，议用甘露饮法。方：猪苓、浙茯苓、寒水石、晚蚕沙、皂荚子（去皮）。

【现代研究】

宣清导浊汤临床应用：宣清导浊汤在临床应用中对于治疗急症如治疗癃闭（慢性膀胱炎）、臌胀（肝硬化伴腹水）、关格（尿毒症）、黄疸（慢性重度乙型肝炎，活动型）等病，均能取得良好效果；治疗湿阻气机所致便秘及慢性肾衰竭亦可达到标本兼治的作用[1]。

参考文献：

①李一北，刘利华．宣清导浊汤在慢性肾衰竭中的运用［J］．山东中医药大学学报，2015，39（5）：411－412.

十五、杂说·治病法论

【原文】

治外感如将（兵貴神速，機圓法活，去邪務盡，善後務細，蓋早平一日，則人少受一日之害）；治內傷如相（坐鎮從容，神機默運，無功可言，無德可見，而人登壽域）。治上焦如羽（非輕不舉）；治中焦如衡（非平不安）；治下焦如權（非重不沉）。

【提要】

外感、内伤和三焦温病的证治。

【析义】

本论为吴氏原著中的治病法论。提出外感、内伤两大类病在治疗上的不同要求，并着重指明温病三焦治则。吴氏分别以"将""相"的称谓和职责特点类比治外感病、内伤病的不同。外感病发病急、变化快、病程短。因此，治外感病如同将军领军作战一样，用兵贵在神速，用药贵在及时，作战要机动灵活，治病要随证变法，主动彻底地祛除一切外来病邪。善后治疗也务必细致周到，因为病邪早一日祛除，患者便可少受一日病邪的伤害。内伤病具有起病慢，病势缓，由渐而增，病程较长的特点。因此，治疗内伤杂病就如同宰相治理国家一样，要从容镇定，善于运筹帷幄，不急不躁，从容应对，缓缓图之。宜以和缓之药物、适当的情志和饮食调节，扶助正气以收功。

吴氏根据三焦生理病理特性，提出三焦温病治疗原则。"治上焦如羽（非轻不举）"，其中"羽"意为轻，即邪在上焦，特别是邪在上焦肺卫，病位较浅，病情较轻，治疗上焦病证所用药物宜选轻清宣透方药为主，不能用过于苦寒沉降之品，以免药过病所。同时，用药剂量宜轻，煎药时间也宜短，均体现了"轻"的特点。"治中焦如衡（非平不安）"："衡"指秤杆，意为平，即治疗中焦病证，必须掌握几个方面的平衡。一是平定邪势之盛，使机体阴阳归于平衡；二是对于湿热之邪在中焦者，应根据湿与热之孰轻孰重而予清热化湿之法，以平衡湿热之邪；三是重在调整以恢复脾胃升降之平衡。"治下焦如权（非重不沉）"："权"，指秤砣，意为重，即治疗下焦病证，所用药物以重镇滋填厚味之品为主，使之直入下焦滋补肾阴，或用介类重镇之品以平息肝风，体现了"重"的特点。

【医家解读】

孟澍江：吴氏此论是对外感病和内伤病的治疗指导思想的主要区别进行了高度的概括，用"将"与"相"生动地揭示了外感病与内伤病在治疗法度上的区别。但仅此并不能全面反映两者治疗的不同，也不能截然将两者的治疗方法分开。因而，临证应在充分领会吴氏外感病、内伤病治疗大法精神的基础上，权衡轻重缓急，恰当处理。对于三焦病证的治则，用"羽""衡""权"三字概括，突出了三者在治疗上的主要特点与区别，具有较强的临床指导意义。

附　篇　吴鞠通医案精选

一、风温兼胸痞案

【医案】

初六日　风温，脉浮数，邪在上焦。胸痞微痛，秽浊上干清阳。医者误认为痰饮阴邪之干清阳，而用薤白汤。又有误认伤寒少阳经之胁痛，而以小柴胡治之者。逆理已甚，无怪乎谵语烦躁，而胸痞仍不解也。议辛凉治温以退热，芳香逐秽以止痛。

连翘三钱　知母钱半　藿香梗二钱　银花三钱　苦桔梗二钱　牛蒡子二钱　人中黄一钱　薄荷八分　石膏五钱　广郁金钱半

牛黄清心丸一丸，日三服。

初七日　风温误汗，昨用芳香逐秽，虽见小效，究未能解。今日脉沉数，上行极而下也，渴甚。议气血两燔之玉女煎法，合银翘散加黄连。夜间如有谵语，仍服牛黄丸。

生石膏八钱　连翘四钱　知母四钱　生甘草二钱　丹皮五钱　真川连钱半　银花六钱　细生地六钱　连心麦冬六钱

煮取三碗，分三次服用。

初八日　火势已解，余焰尚存，今日脉浮，邪气还表。

连翘二钱　麦冬五钱　银花六钱　白芍钱半　丹皮二钱　炒知母一钱　黄芩炭八分　细生地三钱　生甘草一钱

今晚一帖，明早一帖。

初九日　脉沉数有力，邪气入里，舌老黄微黑，可下之。然非正阳明实证大满、大痞可比，用增液汤可矣。

玄参两半　麦冬一两　细生地一两

煮成三碗，分三次服完。如大便不快，再作服，快利停服。

初十日　昨服增液，黑粪已下。舌中黑边黄，口渴，面赤，脉浮，下行极而上也。自觉饥甚，阳明热也。仍用玉女煎加知母，善攻病者，随其所在而逐之。

生石膏八钱　细生地五钱　生甘草三钱　生知母六钱　麦冬六钱　白粳米一撮

断不可食粥，食粥则患不可言。

十一日　邪少虚多，用复脉法，二甲复脉汤。

【评析】

本案吴氏以辛凉清心、芳香逐秽法治风温兼胸痞之候。吴氏在《温病条辨·上焦篇》第1条自注云："风温者，初春阳气始开，厥阴行令，风夹温也。"患者初六日感受风温之邪，脉浮数，胸痞而痛，谵语烦躁。其中既有风温的典型病变表现，又有兼证，更有误治带来的症状。故需标本兼顾，应用辛凉清心、芳香逐秽之法，方用银翘散去竹叶、甘草、荆芥、淡豆豉，加知母、石膏、人中黄、郁金而成。吴氏在《温病条辨·上焦篇》第4条自注中云："胸膈闷者，加藿香三钱、郁金三钱，护膻中。"此处加郁金有芳香逐秽、止胸中疼痛之意。复加服牛黄清心丸以镇静安神、豁痰开窍。值得注意的患者脉象和症状的动态变化：初诊脉浮数，邪在上焦；继而脉沉数、脉沉数有力，邪气入里，舌老黄微黑；再见服增液后，黑粪已下，舌中黑边黄，口渴，面赤，脉浮。这些变化，反映了邪热之气由上焦渐入里复上扰的演变过程，故需及时掌握病变作用部位的变化特点和治疗主动权，做到随机应变，因机施治。正如《素问·太阴阳明论》所谓："故阳受风气，阴受湿气。故阴气从足上行至头，而下行循臂至指端；阳气从手上行至头，而下行至足。故曰：阳病者，上行极而下；阴病者，下行极而上；故伤于风者，上先受之；伤于湿者，下先受之。"阳经的病邪，先上行至极点，再向下行；阴经的病邪，先下行至极点，再向上行。故风邪为病，上部先感受，湿邪成疾，下部首先受到侵害。渴甚，体内有热，玉女煎合银翘散加黄连。余焰尚存，邪气还表，故去石膏、黄连苦寒之品，加黄芩、白芍，以清上焦湿热，养血柔肝，缓中止痛。当症见脉沉数有力，邪气入里，舌老黄微黑，有可下之体征。然非正阳明实证大满、大痞可比，故以增液汤通腑，仍用玉女煎清胃泻火、滋阴增液。疾病后期用复脉汤，这是吴鞠通常用方法，热病后期阴阳两伤，需阳中求阴，以二甲复脉汤加减育阴潜阳，调理阴阳平衡。吴鞠通善治热病，深知热邪易耗气伤津，病程中始终围绕清热滋阴而组方。纵观本病案，清热同时不忘滋阴，攻补兼施，可谓妙哉。

二、风温邪归血分案

【医案】

姚，三十二岁，三月初二日，风温误认伤寒，发表，致令神呆谵语，阳有汗，阴无汗，大便稀水不爽，现下脉浮，下行极而上也。先渴今不渴者，邪归血分也。

连翘二钱　银花三钱　玄参三钱　竹叶心一钱　丹皮二钱　犀角二钱　桑叶一钱　甘草一钱　麦冬三钱

牛黄清心丸，三次服六丸。

初三日　昨用清膻中法，今日神识稍清。但小便短，脉无阴，大便稀水。议甘苦合化阴气法，其牛黄丸仍服。

大生地五钱　真川连一钱　生牡蛎一两　黄芩二钱　丹皮五钱　犀角三钱　麦冬五钱　人中黄一钱

水八碗，煮取三碗，分三次服。明早再一帖。

初四日　即于前方内去犀角，加：生鳖甲一两、白芍一两。

初五日　大热已减，余焰尚存，小便仍不快，用甘苦合化阴气法。

细生地八钱　炒黄柏二钱　丹皮四钱　炒知母二钱　连心麦冬六钱　生甘草二钱　生白芍四钱　生牡蛎五钱　生鳖甲八钱　黄芩二钱

今晚一帖，明日二帖。

初七日　温病已解，邪少虚多，用复脉法。

真大生地六钱　炒白芍六钱　连心麦冬六钱　炙甘草二钱　麻仁三钱　生牡蛎六钱　生阿胶三钱

三帖三日。

十一日　热淫所过，其阴必伤，议于前方内去黄柏、知母，鳖甲、沙参，以杜病后起燥之路。即于前方内去知母、黄柏，加生鳖甲六钱、沙参三钱。

【评析】

本案吴氏以清热解毒、凉血开窍之甘润生津法治风温邪归血分之候。关于风温误汗，吴氏在《温病条辨·上焦篇》第16条中记载："太阴温病，不可发汗，发汗而汗不出者，必发斑、疹；汗出过多者，必神昏谵语。"患者病变特点为风温误治发汗后热邪入里，致神呆谵语，在治疗上应用银翘散去荆芥、薄荷、淡豆豉等解表药，重在清热解毒。吴氏又在上焦篇16条自注中阐释误汗后神昏谵语的病机："汗为心液，误汗亡阳，心阳伤而神明乱，中无所主，故神昏。心液伤而心血虚，心以阴为体，心阴不能济阳，则心阳独亢，心主言，故谵语不休也。"因症见神呆谵语、先渴今不渴，实乃邪归血分、心神受扰使然，故加牡丹皮、犀角清热解毒、凉血开窍；玄参、麦冬养阴清热。并配合口服牛黄清心丸以镇静安神、豁痰开窍。热病所致少尿者，乃因津液灼伤所致，故吴氏使用"甘苦合化阴气"法。一方面以甘润生津之品为益尿之源，另一方面以苦寒清热之品为退邪之治，甘苦合化阴气，甘以生津益气，苦以泄热存阴，以期生津退热，增液为尿。这一治疗思路，体现了吴氏处理热病津伤的独到经验。值得指出的是，本病的临床表现，与西医肾前性少尿类似。临床因高热多汗引起的严重失水及电解质紊乱，从而导致少尿、神昏谵语等一系列危重症状，处理起来比较棘手，可应用细生地、炒黄柏、丹皮、炒知母、连心麦冬、生甘草、生白芍等成"甘苦合化阴气"法，并适当配合西医补液、纠正电解质紊乱等，有望取得良好效果。

三、瘟疫邪毒深居血分案

【医案】

章，七十岁，温热发斑，咽痛。

生石膏一两　人中黄二钱　苦桔梗六钱　知母四钱　射干三钱　芥穗二钱　玄参五钱　银花六钱　牛蒡子五钱　黄芩二钱　连翘六钱　马勃二钱　犀角三钱

苇根、白茅根煎汤，煮成四碗，日三服，夜一服。

温斑三日，犹然骨痛，胸痛，咽痛，肢厥，未张之秽热尚多，清窍皆见火疮，目不欲开，脉弦数而不洪，口干燥而不渴。邪毒深居血分，虽有药可治，恐高年有限之阴精不足当此燎原之势，又恐不能担延十数日之久，刻下趁其尚在上焦，频频进药，速速清阳。再以芳香透络逐秽，俾邪不入中下焦，可以望愈。

约二间服紫雪丹二分，宣泄血络之秽毒。

连翘一钱　银花一钱　犀角五分　薄荷三分　牛蒡子一钱（炒研）　丹皮五分人中黄三分　桔梗一钱　白茅根五分　玄参一钱　郁金四分　藿香梗五分　炒黄芩三分　芥穗三分　马勃三分　苇根五分　射干五分

周十二时八贴。

照前方加金汁五匙，仍周十二时服八帖。照前方加犀角三分，黄连三分，炒枯，仍周十二时八帖。邪有渐化之机，但心火炽盛，阴精枯而被烁，当两济之。

犀角一两（先煎）　银花六钱　生白芍六钱　细生地八钱　连翘六钱　麦冬一两（连心）　黄连四钱（先煎）　丹皮一两　生甘草四钱　白茅根五钱　荷叶四钱

煮成四碗，分四次服。

仍用前药一帖，先煮半帖，约八分二杯，除先服昨日余药一碗外，晚间服此二碗，余药明早煮成，缓缓服之。

如前日法，邪去八九，收阴中兼清肺胃血分之热而护津液。

生白芍六钱　大生地一两　沙参三钱　炙草三钱　柏子霜三钱　火麻仁三钱麦冬八钱　白茅根五钱

分三杯，三次服。

里热甚，胸闷骨痛，必须补阴而不宜呆腻。

生白芍四钱　沙苑子二钱　细生地五钱　沙参三钱　麦冬五钱　柏子霜三钱冰糖二钱　广皮炭钱半

【评析】

本案吴氏以清热解毒、化瘀止血法治瘟疫邪毒深居血分之候。温热发斑，在瘟疫病变中比较常见，多因热毒炽盛、迫血妄行所致，清热解毒、化瘀止血是基本思路。本案系热毒侵袭，入血分而引起高热、皮肤紫红色瘀斑，与临床现代医学的败血症相似，其治疗需要随时把握病机的变化。吴氏于方中重用生石膏清热泻火、除烦止渴。常与知母、牛膝等配伍以泻火而缓痛。人中黄清热凉血、泻火解毒。《本草备要》："泻热,清痰火,消食积,大解五脏实热。治天行热狂,痘疮血热,黑陷不起。"苦桔梗宣肺祛痰、利咽、排脓。知母清热泻火、生津润燥。射干清热解毒、利咽喉、消痰涎。荆芥穗解表散风、透疹。芦根、白茅根煎汤凉血止血、清热解毒。观其治法,如《温病条辨·上焦篇》第16条自注中云:"此热淫于内,治以咸寒,佐以苦甘法也……再病至发斑,不独在气分矣。"本病为邪毒深居血分,高热尚在,更有出血发斑之症,故除清热解毒之品外,又加诸味凉血之品,配伍得当。温斑三日之际,症情复见"骨痛,胸痛,咽痛……清窍火疮,目不欲开……口干燥而不渴",表明邪毒深居血分,同时考虑患者年事已高,阴精不足,故频频进药,以清阳为主,再以芳香逐秽之品,意在使邪不入中下焦,并每2小时口服紫雪丹二分。方用连翘、金银花相须使用以清热解毒、疏散风热,金银花又能入血分,凉血功效显著。犀角清热凉血、解毒定惊,用于热病神昏谵语、斑疹、吐血、衄血效佳。薄荷疏散风热、清利头目、利咽透疹、疏肝行气,主治外感风热、头痛、咽喉肿痛、口疮、牙痛等。牛蒡子疏散风热、清热解毒透疹、宣肺利咽散肿。牡丹皮清热凉血、活血散淤。白茅根凉血止血、清热解毒。玄参凉血滋阴、泻火解毒,用于热病伤阴、舌绛烦渴、温毒发斑、津伤便秘等。郁金活血止痛、行气解郁、清心凉血、利胆退黄。藿香梗和中、辟秽、祛湿。炒黄芩清热燥湿、泻火解毒,炒制减其苦寒之性。马勃能散肺经风热而利咽止痛。金汁清热解毒、凉血消斑,效果极佳。前方加犀角、黄连,为加强清热解毒之功。当邪有渐化之机,但仍有心火炽盛,阴精枯而被烁,故治当两济之。吴氏当机立断,遂加强清热。犀角用到一两,金银花、连翘、黄连、牡丹皮、白茅根仍用,并加生白芍、细生地、生甘草、荷叶。白芍生用,能敛阴而平抑肝阳,缓急止痛。生地黄清热凉血,养阴生津。生甘草补脾益气,清热解毒,祛痰止咳,调和诸药。荷叶清热解暑。当邪去八九之时,则需兼清肺胃血分之热而固护津液。柏子仁霜制既可避免滑肠泄泻又可专用其补心养血之意。加用白茅根、麦冬、沙参等清虚热,大生地、生白芍滋阴养血生津,体现了"收阴中兼清肺胃血分之热而护津液"。里热甚,胸闷骨痛,必须补阴而不宜呆腻。方中补阴药中加用沙苑子温补肝肾,固精,缩尿,明目。陈皮炒炭后可加强消食化滞、和胃止泻之功。苦寒药配伍少许甘温药体现了"补阴而不宜呆腻""阳中求阴"的治疗思路。

四、瘟疫阴阳两伤神明内乱案

【医案】

王,三十八岁,五月初十日,温热系手太阴病,何得妄用足六经表药九帖之多。即以《伤寒论》自开辟以来,亦未有如是之发表者。且柴胡为少阳提线,经谓少阳为枢,最能开转三阳者。今数数用之,升提太过,不至于上厥下竭不止。汗为心液,屡发不已。既伤心用之阳,又伤心体之阴,其势必神明内乱,不至于谵语癫狂不止也。今且救药逆，治病亦在其中。温病大例，四损，重逆难治。何谓四损？一曰老年真阳已衰，下虚阴竭；一曰婴儿稚阴稚阳未充；一曰产妇大行血后，血舍空虚，邪易乘虚而入；一曰病久阴阳两伤。何谓重逆？《玉函经》谓：一逆尚引日，再逆促命期。今犯逆药至九帖之多，岂止重逆哉！

连翘三钱　银花三钱　薄荷八分　麦冬八钱　丹皮五钱　桑叶三钱　玄参五钱　细生地五钱　羚羊角三钱

辛凉芳香甘寒法，辛凉解肌分发越太过之阳，甘寒定骚扰复丧失之阴，芳香护膻中，定神明之内乱。

十一日　过服辛温，汗出不止，神明内乱，谵语多笑，心气受伤，邪气乘之，法当治以芳香。

紫雪丹五钱

每服一钱。其汤药仍服前方，日二帖。

十二日　《灵枢》"温热论"曰：狂言失志者死。况加以肢厥，冷过肘膝，脉厥六部全无，皆大用表药，误伤心阳，致厥阴包络受伤之深如是。现下危急之秋，只有香开内窍，使锢蔽之邪，一齐涌出方妙。且喜舌苔之板者已化，微有渴意，若得大渴，邪气还表，脉出身热，方是转机。即于前方内加犀角三钱，如谵语甚，约二时辰，再服紫雪丹一钱。

十三日　肢厥脉厥俱有渐回之象，仍服前方二帖。晚间再服紫雪丹一钱，牛黄丸一粒。明早有谵语，仍服紫雪丹一钱，不然不必服。

十四日　厥虽回而哕，目白睛，面色犹赤。

连翘二钱　玄参五钱　丹皮三钱　银花二钱　麦冬五钱　犀角一钱　细生地五钱　煅石膏三钱　羚羊角三钱

今晚一帖，明早一帖。

十五日　即于前方内加：柿蒂六钱、黄芩二钱、郁金三钱，日二帖。

十六日　诸症悉减，但舌起新苔，当防其复。

连翘二钱　玄参三钱　丹皮二钱　银花二钱　麦冬三钱　犀角五分　黄芩二钱　郁金二钱　牛蒡子二钱　柿蒂二钱　细生地三钱

今晚一帖，明早一帖。

【评析】

本案吴氏以清热解毒、凉血滋阴、止痉安神法治瘟疫阴阳两伤神明内乱之候。吴氏提出温病四大病重难治症：一为老年人阳虚发热合并下焦阴虚亏竭；二为婴儿阴阳未充；三为产妇大出血后发热；四为久病阴阳两虚。本病案系温热病误用解表药，重用柴胡表里双解，升提太过，以致上厥下竭，发汗太过，既伤心用之阳，又伤心体之阴，更使阴阳两伤，神明内乱，属第四种难治之危候。如吴氏在《温病条辨·上焦篇》第16条自注中云："若其表疏，一发而汗出不止，汗为心液，误汗亡阳，心阳伤而神明乱，中无所主，故神昏。心液伤而心血虚，心以阴为体，心阴不能济阳，则心阳独亢，心主言，故谵语不休也。且手经逆传，世罕知之，手太阴病不解，本有必传手厥阴心包之理，况又伤其气血乎！"故其治疗必须随时把握病机变化，先采用辛凉芳香甘寒法，以辛凉解肌发越太过之阳，以甘寒定骚扰复丧失之阴，以芳香护膻中，定神明之内乱。方用连翘、金银花清热解毒、疏散风热，薄荷疏散风热、清利头目、疏肝行气。麦冬清热生津。牡丹皮清热凉血、活血散瘀。桑叶疏风清热，玄参凉血滋阴、泻火解毒，生地黄清热凉血、养阴生津，羚羊角清热镇惊息风。第二日犹见汗出不止，神明内乱，谵语多笑。乃因心气受伤，邪气乘之，法当芳香加紫雪丹，以清热开窍、止痉安神。第三日症见肢厥，脉厥，病情已到危重之时，故进一步考虑芳香开窍，以托邪外出。遂加犀角，紫雪丹加量，以清热解毒、凉血开窍。第四日仍照前方，加服牛黄丸，紫雪丹晚服一钱，并嘱若有谵语，早服一钱，若无，则不必服。第五日神志转清，四肢转暖，仍有面红等。属厥回之象。故上方去薄荷、桑叶清扬之品，加石膏重清里热。停服紫雪丹。第六日上方加柿蒂温中止呕，黄芩清热燥湿、泻火解毒，郁金活血止痛、行气解郁、清心凉血。第七日症状减轻，新长舌苔，胃气渐复，恐其反弹。故方以连翘、玄参、牡丹皮、金银花、麦冬、犀角、黄芩、郁金、牛蒡子、柿蒂、细生地等清热滋阴、生津止呕，以防其复。纵观本病案，始终以清热解毒为温热病治疗的主线，但能准确把握病机，遣方用药，丝丝入扣。如症见神昏谵语，则加用紫雪丹、牛黄丸急则治标。邪热炽盛，多重用寒凉药物。症见邪热伤胃而呕吐者，加用柿蒂等温性药物止呕。病变后期，复以滋阴生津，顾护阴液，以收邪去不伤阴之功。

五、瘟疫湿浊之邪偏重案

【医案】

谢，五月初三日，酒客脉象模糊，苔如积粉，胸中郁闷，病势十分深重，再舌苔刮白，大便昼夜十数下，不惟温热，且兼浊湿，岂伤寒六经药可治。

连翘钱半　滑石三钱　郁金二钱　银花二钱　藿香二钱　生苡仁三钱　杏仁三钱　黄连钱半　豆豉二钱　薄荷一钱

今晚一帖，明早一帖。

初四日　温病始终以护津液为主，不比伤寒以通阳气为主。

连翘三钱　黄芩二钱　桑叶三钱　甘草八分　麦冬五钱　银花三钱　薄荷一钱　豆豉二钱　黄连二钱　滑石三钱

今晚一帖，明早一帖。

初五日　旧苔已退，新苔又出，邪之所藏者尚多。脉象之模糊者，较前稍觉光明。

连翘三钱　麦冬四钱　通草八分　银花三钱　薄荷八分　天花粉三钱　桑叶二钱　滑石三钱　黄芩二钱　杏仁三钱　藿香叶八分　黄连二钱　鲜芦根三钱

初六日　脉洪，舌滑而中心灰黑，余皆刮白，湿中秽浊，须重用芳香。

连翘三钱　荷叶边两钱　豆豉三钱　银花二钱　通草钱半　郁金三钱　薄荷一钱　滑石五钱　藿香三钱　黄芩二钱　芦根五钱　黄连三钱

今晚一帖，明早一帖。

初七日　温病已有凉汗，但脉尚数而协热下利不止。议白头翁汤法。

白头翁五钱　生白芍二钱　秦皮三钱　黄芩三钱　黄连三钱

初八日　热邪虽退，而脉仍未静，尚有余热未清。大泄十余日，大汗一昼夜，津液丧亡已多，不可强责小便。再胃之上脘痛，有责之阳衰者，有责之痰饮者，有责之液伤者。兹当热邪大伤津液之后，脉尚未静，犹然自觉痰黏，断不得作阳衰论。且阳衰胸痹之痛，不必咽津而后痛也。与甘苦合化阴气法，既可以保胃汁，又可以蓄水之上源，得天水循环，水天一气，自然畅流。

麦冬六钱　炙草三钱　大生地五钱　火麻仁三钱　生牡蛎五钱　黄连一钱　炒黄芩一钱　沙参三钱　象贝母二钱

煮三碗，三次服。渣煮一碗，明早服。

初九日　即于前方内加丹皮三钱、赤芍三钱

初十日　肺脉独大，仍渴思凉。

连翘三钱　知母二钱　银花三钱　桑叶三钱　黄芩二钱　杏仁三钱　生甘草一钱　石膏三钱

今晚一帖，明早一帖。

十一日　左关独大，仍喜凉物，余热未清，小便赤，用苦甘法。

黄连一钱　知母二钱　黄芩二钱　生草一钱　丹皮五钱　细生地二钱　桑叶三钱　赤芍二钱　木通二钱　麦冬二钱

今晚一帖，明早一帖。

【评析】

本案吴氏以清热解毒、燥湿生津法治瘟疫湿浊之邪偏重之候。《伤寒论》："若酒客病，不可与桂枝汤，得之则呕，以酒客不喜甘故也。"酒客，乃平素嗜酒之人。本病案描述病证，是平素嗜酒之人感时邪而症见"脉象模糊，苔如积粉，胸中郁闷……大便昼夜十数下"。究其病机，乃"不惟温热，且兼浊湿"，故治以辛凉解毒、清心开窍之法。吴氏于医案中提到"温病始终以护津液为主，不比伤寒以通阳气为主"。说明该病证与伤寒论中太阳中风有类似之处，然此为温病，不可用桂枝等通阳化气药物，故应以清热解毒、燥湿生津为施治之纲要。次日则进一步加大连翘、金银花用量，并加用麦冬以顾护阴液。第三日治法上继续以清热解毒为纲，加大麦冬用量，且再增加天花粉、鲜芦根养护阴津。第四日"脉洪，舌滑而中心灰黑，余皆刮白"，湿浊之邪偏重问题比较突出，故治法调整为"重用芳香"以"祛湿逐秽"。在清热解毒生津的基础上，重用藿香，以达理气和中、辟秽祛湿之功。吴氏在《温病条辨·下焦篇》第63条自注云："痢久不止者，酒客湿热下注，故以风药之辛，佐以苦味入肠，芳香凉淡也。"故此处取藿香辛宣芳化之功。第五日病证出现"有凉汗……脉尚数而协热下利不止",故予以白头翁汤去黄柏加黄芩、生白芍以清热解毒、凉血止痢、敛阴收汗。方中所用加味白头翁汤,见于吴氏《温病条辨·中焦篇》第99条:"内虚下陷,热利下重,腹痛,脉左小右大,加味白头翁汤主之。"医案中诸药加减变化,于99条自注所载:"加黄芩、白芍者,内陷之证,由上而中而下,且右手脉大,上中尚有余邪。故以黄芩清肠胃之热,兼清肌表之热,黄连、黄柏但走中下,黄芩则走中上,盖黄芩手足阳明手太阴药也。白芍去恶血,生新血,且能调血中之气也。"故用黄芩清热燥湿以去大肠湿热之邪,加白芍以祛瘀生新、缓急止痛。第六日,因其"大泄十余日,大汗一昼夜,津液丧亡已多",吴氏抓住热邪大伤津液之后"咽津而后痛"这个关键症状,进一步采取"甘苦合化阴气法",以固护津液为首务,重用麦冬、生地黄养阴清热生津,黄连、黄芩清热燥湿,火麻仁滋脾阴、润肠燥,生牡蛎敛阴收汗,沙参益胃生津,象贝母清热化痰。以后数日,均以清热滋阴凉血为法调理。其基本的治疗策略,是"既可以保胃汁,又可以蓄水之上源,得天水循环,水天一气,自然畅流"。

六、瘟疫热毒内陷谵语神昏案

【医案】

赵,初六日,热病脉七至,烦躁无宁晷,谵语神昏,汗出辄复热,脉不为汗衰。《内经》所谓见三死,不见一生,虽愈必死也,余向来见此症,每用一面大剂护阴清热,一面搜逐心包之邪,获效亦不少。但黄帝岐伯所云之死症,谁敢谓必生,勉与玉女煎法。

生石膏四两　生地八钱　知母一两　麦冬八钱　甘草五钱　京米一合

煮五杯,分五次服。外服紫雪丹。

初七日　温热未清,又加温毒,喉肿,舌肿,唇肿,项强,面色反青。

伏毒不发,与痘科之闷痘相似,可与代赈普济散。

一时许服一包,鲜荷叶边汤煎,其紫雪丹照旧服不可断,有好牛黄清心丸亦可。

初八日　热病瘛疭,痉厥神昏,脉洪大而芤,与育阴潜阳,咸以止厥法。但喉舌之肿,未能一时消尽,可与代赈普济散间服,其紫雪丹仍用。

细生地一两　麦冬四钱(连心)　生白芍五钱　钩藤三钱　丹皮四钱　生鳖甲八钱　生牡蛎八钱　犀角三钱　黄芩二钱

煮三杯,分三次服。

初十日　左脉洪而有力,右脉甚软,是温邪日久,陷入下焦血分无疑。古谓三时热病,深入下焦血分者,每借芳香以为搜逐之用。仍用紫雪丹五分一次,约三次,热退神清能言即止。

次生地一两　丹皮三钱　生鳖甲六钱　生白芍五钱　麦冬五钱(连心)　生龟

板六钱　生牡蛎六钱　生甘草五钱　生阿胶五钱（药化入）

十一日　汗已得而脉未静，宿粪已解而肿未消、神未清，其代赈普济散仍服一二次，紫雪丹仍服三五分，其汤药与重收阴气。

生白芍五钱　细生地一两　生甘草五钱　麦冬五钱　黄芩三钱　生牡蛎二钱（研粉煎汤代水）

煮三杯，分三次服。渣再煎一杯，明日服。

十二日　汗出脉静身凉之后，甫过七八日，忽又身热，脉洪数有力，便涩口渴思凉。乃余邪续出，以当日受邪之时，非一次也，并非食后劳复之比。但久病不宜反复，恐气血不支也，与玉女煎法。

紫雪丹三分一次，身热神昏瘛疭则服，否则止。

生石膏八钱　生甘草三钱　知母五钱　细生地五钱　麦冬五钱　黄芩三钱　京米一撮

十三日　减石膏。

十四日　今日脉浮大，下行极而上也。

生石膏二两（另煎，有热则加）　知母五钱　次生地八钱　生鳖甲五钱　生甘草四钱　龟板五钱　麦冬六钱　生牡蛎五钱　京米一撮。

头煎三杯，今夜服。二煎两杯，明早服。若能睡熟，但令稳睡，不可呼之服药。

十五日　今日右脉已小，左脉仍壮，邪气又归下焦血分。先用紫雪丹搜之，继之培阴清热。热淫于内，治以咸寒，佐以苦甘法。

知母五钱　生甘草四钱　生牡蛎六钱　生地一两　丹皮四钱　生鳖甲六钱　黄柏三钱　麦冬六钱　生龟板六钱　生白芍三钱

煮五杯，今晚服三杯，明早两杯。

十六日　今日右脉复浮而大，犹思凉饮，暂与玉女煎法。其芳香搜逐邪浊之法，仍不能止。

生石膏一两　知母五钱　生甘草四钱　生地六钱　麦冬六钱　生鳖甲六钱　京米一合

煮四杯，分四次服。

十七日　今日右脉稍沉而小，左脉仍洪大而浮。余邪续出，神识反昏，微瘛疭，肢微厥，非吉兆也。舌上津液已回，大便甚通。自始至终，总无下法，只有护阴，一面搜逐深入之伏邪。

大生地一两　生鳖甲五钱　生甘草四钱　丹皮三钱　钩藤三钱　生白芍六钱　生牡蛎五钱　麦冬六钱　阿胶三钱　生龟板五钱

煮五杯，分五次服。

十八日　神清改方。

十九日　温毒日久，诸症渐减，惟脉未静，应照邪少虚多例，其不尽之邪，付之紫雪可也。

生白芍四钱　钩藤三钱　生鳖甲五钱　大生地八钱　麦冬六钱　生龟板五钱

炙甘草三钱　羚羊角三钱　生牡蛎五钱　丹皮四钱　阿胶三钱

煮四杯，分四次服。

二十日　病虽渐次就退，伏热犹未清楚。暂与少加清热之品。

生白芍四钱　钩藤二钱　生地一两　生甘草三钱　羚羊角三钱　丹皮三钱　麦

冬六钱　生牡蛎六钱　黄芩二钱　生鳖甲四钱

煮三杯，分三次服。

二十一日　犹有瘛疭，仍从少阳中求之，再用紫雪丹一钱，分二次服。

【评析】

本案吴氏以清热解毒、凉血镇惊法治瘟疫热毒内陷谵语神昏之候。"热病脉七至，烦躁无宁晷，谵语神昏"，宁晷即安定的时刻。"黄帝岐伯所云之死症，谁敢谓必生"，说明此病极为凶险。患者不仅气分热盛，又见神昏谵语之危候，吴氏勉强予以玉女煎加紫雪丹。吴氏对玉女煎的加减配伍，遵从《温病条辨·上焦篇》第10条："太阴温病，气血两燔者，玉女煎去牛膝加元参主之……去牛膝者，牛膝趋下，不合太阴证之用。改熟地为细生地者，亦取其轻而不重，凉而不温之义，且细生地能去血中之表也。"因患者汗出较多，吴氏又加甘草、粳米益胃生津、顾护阴液。思其热毒内陷谵语神昏，吴氏又予紫雪丹清热开窍。两方相合，如医案中云："一面大剂护阴清热，一面搜逐心包之邪。"次诊之际，"温热未清，又加温毒"，症见"喉肿，舌肿，唇肿，项强，面色反青"，予以代赈普济散，紫雪丹照旧服不可断，以达清热解毒、凉血镇惊之功。"温毒日久，诸症渐减，惟脉未静，应照邪少虚多例"，予以紫雪丹尽未除之邪，以育阴生津之方补阴之不足而收功。代赈普济散为吴氏原创方，临床主要用于治疗大头瘟、喉痹等温毒为患之病变。配伍谨严，切中病机，充分体现了吴氏辨治温毒的学术和经验，疗效显著。原方未见于《温病条辨》中，而只见于《吴鞠通医案》中，吴氏每遇温毒、温疫流行之时，常将本方作为成药而预先配制，用于预防和治疗。其药物制备方法如下：苦桔梗10两、牛蒡子8两、炒黄芩6两、人中黄4两、荆芥穗8两、金银花10两、蝉蜕6两、马勃4两、板蓝根4两、薄荷4两、玄参10两、大青叶6两、炒黑生大黄4两、连心连翘10两、僵蚕6两、射干4两。上药共杵细末，混合均匀，分包待用。

七、暑温夹湿案

【医案】

王，三十八岁，癸亥六月初三日，暑温，舌苔满布，色微黄，脉洪弦而刚甚，左反大于右，不渴。初起即现此等脉症，恐下焦精血之热远甚于上焦气分之热也。且旧有血溢，故手心之热又甚于手背。究竟初起，且清上焦，然不可不先知其所以然。

连翘二钱　豆豉钱半　细生地钱半　丹皮二钱　银花二钱　生甘草一钱　藿梗
一钱　玄参钱半　薄荷三分　牛蒡子钱半　白茅根二钱　麦冬二钱　苦桔梗一钱

初六日　热退大半，胸痞，腹中自觉不和。按暑必夹湿，热退湿存之故。先清
气分。

连翘二钱　豆豉二钱　杏仁泥二钱　银花钱半　生苡仁三钱　白扁豆二钱　藿
梗三钱　白通草八分　郁金二钱　滑石钱半

日二帖。

初七日　病退，六腑不和。

藿梗三钱　郁金一钱　半夏二钱　厚朴二钱　豆豉二钱　生苡仁三钱　广皮炭
一钱　滑石三钱

初八日　向有失血，又届暑病之后，五心发热，法当补阴以配阳，但脉双弦而
细，不惟阴不充足，即真阳亦未见其旺也。议二甲复脉汤，仍用旧有之桂参姜枣。

炒白芍四钱　阿胶二钱　麦冬四钱　麻仁二钱　炙甘草五钱　生鳖甲五钱　沙
参三钱　大生地四钱　生牡蛎五钱　桂枝二钱　大枣二个　生姜二片

又丸方：八仙长寿丸，加麻仁白芍蜜丸。每日三服，每服三钱。

【评析】

本案吴氏以芳香清暑、清利并行法治暑温夹湿之候。暑温的辨治，关键在于辨别兼
湿热之所偏，偏于暑之热者为暑温，多手太阴证而宜清；偏于暑之湿者为湿温，多足太
阴证而宜温；湿热平等者两解之。本案辨证要点，在于暑温而"舌苔满布，色微黄，脉
洪弦"，表明暑温夹湿。而脉见左反大于右及不渴者，左手主上焦气分，右手则主下焦
血分。不渴，乃有邪在表。正如吴氏所言，初起即现此等脉症，恐下焦精血之热远甚于
上焦气分之热也。随后医案特别提及"旧有血溢，手心之热又甚于手背"。故在银翘散
基础上加生地黄、麦冬以养阴，牡丹皮佐生地黄直入血分以安血分之热，白茅根凉血止
血，标本兼顾。初六日，见胸痞，乃典型湿邪困遏气机症状，故按语云"暑必夹湿"，
不可不知。吴氏应用芳香清暑、清利并行的治法，于原思路中加用生苡仁、滑石。所谓
"治湿不利小便非其治也"。初八日，吴氏指出患者"向有失血，又届暑病之后，五心
发热，法当补阴以配阳"，可见其治疗暑温十分重视滋阴护阴的思想。此时予以二甲复
脉汤，留桂枝、生姜、大枣，不忧桂姜之燥，何也？概因"脉双弦而细，不惟阴不充
足，即真阳亦未见其旺"，寓意阴阳两虚。故采用二甲复脉汤，仍用桂、参、姜、枣，
兼顾阴阳双补。八仙丸即六味地黄丸加麦冬、五味子。此时投八仙丸加火麻仁、白芍滋
阴清热、固其根本。整个治疗过程，既辨析其标本，又审察其阴阳，充分体现了吴氏临
床治疗思路的全面而入微。

八、暑温邪入心包胆络案

【医案】

广，二十四岁，七月二十二日，六脉洪大之极，左手更甚。目斜视，怒气可畏。两臂两手，卷曲而瘛疭。舌斜而不语。三四日，面赤身热，舌苔中黄边白。暑入心包胆络。以清心胆之邪为要，先与碧雪丹。

桑叶三钱　羚羊角三钱　细生地五钱　连翘五钱（连心）　竹茹三钱　银花五钱　丹皮三钱　鲜嫩荷叶一张　天冬三钱　麦冬五钱　犀角三钱

煮四杯，分四次服。碧雪丹三钱、凉开水调服，以神清热退为度。不清再服三钱，虽三四次，均可服。

二十三日　肝热之极，加天冬凉肝，于前方加：天冬三钱。碧雪丹仍照前调服。

二十四日　暑入心胆两经，与清心络之伏热，已见小效。仍用前法而进之。

犀角五钱　连翘四钱　细生地五钱　羚羊角三钱　银花三钱　茶菊花三钱　麦冬五钱　桑叶三钱　丹皮五钱

煮四杯，分四次服。

二十五日　加：鲜白扁豆花一枝、鲜荷叶边一枚、黄连钱半、黄芩三钱。

二十六日　暑入心胆两经，屡清二经之邪，业已见效。今日饮水过多，水入微呕。盖暑必夹湿。议于前方内去柔药，加淡渗。

犀角二钱　茯苓皮五钱　黑山栀三钱　茵陈三钱　荷叶边一钱　桑叶三钱　银花三钱　羚羊角三钱　黄连一钱　连翘三钱　黄柏炭二钱　生苡仁五钱

二十七日　暑热退后，呕水，身微黄，热退湿存。

茵陈三钱　杏仁泥三钱　白通草一钱　银花三钱　白蔻皮二钱　连翘三钱　生苡仁五钱　黄柏炭二钱　茯苓五钱（连皮）　黑山栀三钱

服二帖。

二十九日　热未尽退，舌起新白苔，胸痞，暑兼湿热。不能纯治一边。

银花三钱　黄连钱半　滑石六钱　连翘三钱　藿梗三钱　杏仁泥五钱　白通草一钱　生苡仁五钱　云苓皮五钱　白蔻仁钱半。

煮三杯，分三次服。二贴。

八月初二日　暑热已退七八，惟十余日不大便，微有谵语，脉沉。可与轻通阳明，与增液承气法。

玄参八钱　生大黄四钱　麦冬六钱（连心）　细生地六钱

煮成三杯，先服一杯。约二时许，如不大便，再服第二杯。明早得大便，止后服，否则服第三杯。

初三日　温病下后宜养阴，暑温下后宜兼和胃。盖暑必夹湿，而舌苔白滑故也。脉缓。与《外台》茯苓饮意。

茯苓五钱　厚朴二钱　半夏三钱　白蔻皮钱半　麦冬五钱　生苡仁五钱　藿梗三钱　郁金一钱

暑温热退湿存，故呕。腹不和而舌白苔。

杏仁泥五钱　厚朴二钱　白蔻仁钱半　益智仁一钱　半夏五钱　生苡仁五钱黄芩三钱　藿梗二钱　生姜三片

服二帖。

【评析】

本案吴氏以祛暑清热、增水行舟、平肝息风法治暑温邪入于心包胆络之候。患者为暑邪入于心、胆经之危候。症见六脉洪大之极、左手更甚，目斜视，怒气可畏，两臂两手卷曲而瘛疭，舌斜而不语三四日，面赤身热，舌苔中黄边白，乃热极生风，暑温传变心包使然。急当祛暑清热，平肝息风。吴氏于《温病条辨·下焦篇》第18条自注中云："痉厥神昏，舌蹇烦躁，统而言之曰厥阴证。然有手经足经之分，在上焦以清邪为主，清邪之后，必继以存阴；在下焦以存阴为主，存阴之先，若邪尚有余，必先以搜邪。"本案为暑温邪入于心包胆络之证，病位以上焦为主，急当清邪。故予以犀角地黄汤加减化裁，清心凉血，并用羚羊角、碧雪丹息风止痉，兼用桑叶、牡丹皮清肝胆火。服药三贴，暑热已减，继清暑养阴。其后，复见"饮水过多，水入微呕""舌起新白苔，胸痞"诸症，乃"暑必夹湿""暑必兼秽"之候，故更予芳香化湿祛邪。待暑热已退七八，十余日不大便，微有谵语，乃病在阳明，可与轻通阳明，与增液承气法。增液承气汤是滋阴泄热、增水行舟之剂。温病热结，津液亏耗，燥屎不行，下之又不通，此是无水舟停。所以用增液汤（玄参、生地黄、麦冬）壮水滋阴。芒硝、大黄攻下，以便舟行。阴虚液枯，燥屎不行，下之徒伤其阴，润之又有恋邪之弊。增水行舟之法，以使燥屎顺流而下。芒硝、大黄配增液汤，下之而不伤其阴，增液汤伍芒硝、大黄，润之而无恋邪之弊。暑兼湿热，吴氏特别指出要注意"暑温下后兼和胃，温病下后宜养阴"。实是临床经验之谈。本案治疗过程中所用碧雪丹，出自《喉科紫珍集》卷上。原治一切风痹蛾癣，时行诸症。其处方组成为：白萝卜苗4两，荸荠苗5两，鲜土牛膝根5两，鲜银花叶4两上用囊盛之，入长流水浸1宿，取起，带水磨搅匀，澄清取粉，每粉1两为一料，配入后料：远志8分（去心，甘草水泡），牡丹皮1钱，人中黄1钱，人中白1钱，桔梗3钱，僵蚕5分（甘草水泡，去水上浮油），硼砂5分，真川贝5分，马勃5分，珍珠4分，西牛黄5厘，冰片3厘。吴氏此时采用碧雪丹，主要针对热极生风，暑温传变心包之危候，以清热平肝、息风止痉。

九、伏暑寒热如疟案

【医案】

陈，二十八岁，左脉洪大数实，右脉阳微，阴阳逆乱，伏暑似疟，最难即愈。

议领邪外出法。

生鳖甲三钱　青蒿四钱　桂枝三钱　麦冬八钱　焦白芍三钱　甘草钱半　沙参三钱　丹皮三钱　知母三钱（炒）

三帖即愈。

十四日　伏暑寒热已愈，不食不饥不便，胸中痞闷，九窍不和，皆属胃病。

半夏五钱　广皮钱半　青皮钱半　桂枝钱半　郁金二钱　生苡仁五钱　茯苓五钱　党参三钱

三贴。

十七日　久病真阳虚则膶痛，余邪化热则口苦，正气不复则肢倦。

西洋参二钱　桂枝三钱　茯苓三钱　半夏三钱　黄芩炭钱半　焦白芍三钱　生姜二片　广皮炭钱半　炙甘草钱半　大枣二枚

【评析】

本案吴氏以透邪滋阴法治伏暑寒热如疟之候。伏暑，是长夏季节感受暑热或暑湿邪气，当时不发病，邪气伏于体内，至秋、冬为时令之邪所诱发的病变，属新感引动伏邪的伏气温病。因其伏邪由外感时令之邪所诱发，故初起即见表里同病。这就是吴氏《温病条辨·上焦篇》第36条所说："长夏受暑，过夏而发者，名曰伏暑。"患者症见左脉洪大数实，右脉阳微，阴阳逆乱，系伏暑似疟，最难即愈。暑湿兼夹之邪，最易阻遏气机，起病多见气分。邪在气分，又易郁蒸于少阳，出现寒热如疟的症状，故治疗的关键，是及时领邪外出。《温病条辨·中焦篇》第83条中记载："脉左，暮热早凉，汗解渴饮，少阳疟偏于热重者，青蒿鳖甲汤主之。"故本案方选青蒿鳖甲汤加减化裁以透邪滋阴。鳖甲有滋阴退热作用。而青蒿能够清气分热，又有芳香透邪的作用。"青蒿不能独入阴分"，因为它是阳分药，"有鳖甲领之入也"。"鳖甲不能独入阳分，有青蒿领之出也"。鳖甲、青蒿同用，既能滋阴，又透出阴分之热，扬长避短。中焦篇第83条自注中载："青蒿鳖甲汤以邪热伤阴，则用知母、花粉以清邪热而止渴，丹皮清少阳血分，桑叶清少阳络中气分。"诸药配伍得当，故效如桴鼓，三贴即愈。二诊患者伏暑寒热已愈，但见不食不饥不便，胸中痞闷，九窍不和，皆属胃病。胸中痞闷，湿之证，又属脾胃病。实为湿阻中焦、气机停滞之证，故治之以健脾燥湿和胃。三诊，虑久病耗伤气津，邪热已大减，唯见膶痛、口苦、肢倦。此乃久病真阳亏虚，余邪化热，正气不复使然，故予以炙甘草汤加减化裁。

十、湿温案

【医案】

王，三十三岁，壬戌四月二十二日，证似温热，但心下两胁俱胀，舌白，渴不多饮，呕恶嗳气，则非温热而从湿温例矣。用生姜泻心汤之苦辛通降法。

生姜一两　干姜五钱　茯苓六钱　生薏仁五钱　半夏八钱　黄芩三钱（炒）
黄连三钱　生香附五钱

水八碗，煮三茶杯，分三次服。约二时服一次。二煎用水三杯，煎一茶杯，明
早服。

二十三日　心下阴霾已退，湿已转阳，应清气分之湿热。

连翘五钱　杏泥仁三钱　银花五钱　藿梗三钱　芦根五寸　滑石五钱　熟石膏
五钱　黄芩炭三钱　郁金三钱　黄连二钱

水八碗，煎三碗，分三次服。渣再煮一碗服。

二十四日　斑疹已现，气血两燔，用玉女煎合犀角地黄汤法。

生石膏两半　牛蒡子六钱　知母四钱　玄参八钱　银花一两　薄荷三钱　连翘
一两　细生地六钱　犀角三钱　桔梗四钱　黄芩四钱（炒）　人中黄一钱

二十五日　面赤，舌黄，大渴，脉沉，肢厥。十日不大便，转矢气，谵语，下
证也，小承气汤。

生大黄八钱　枳实五钱　厚朴四钱

水八碗，煮三碗，先服一碗，约三时得大便，止后服；不便再服第二碗。又大
便后，宜护津液，议增液法。

麦冬一两（连心）　连翘二钱　细生地一两　银花三钱　玄参三钱　甘草二钱
（炒）

煮三杯，分三次服。能寐不必服。

二十六日　陷下之余邪不清，仍思凉饮，舌黄微，以调胃承气汤小和之。

生大黄二钱　元明粉八分　生甘草一钱

二十七日　昨日虽大解而不爽，脉犹沉而有力，身热不退而微厥，渴甚，面
赤，犹宜微和之，但恐犯数下之戒，议增液承气合玉女煎法。

生石膏八钱　知母四钱　黄芩三钱　生大黄三钱（另煎，分为三份，每次冲一
分服）

煮成三碗，分三次服。若大便稀而不结不黑，后服勿冲大黄。

二十八日　大便虽不甚爽，今日脉浮，不可下，渴思凉饮，气分热也；口中味
甘，脾热甚也。议用气血两燔例之玉女煎，加苦药以清脾瘅。

生石膏三两　黄连三钱　玄参六钱　麦冬一两　细生地一两　知母三钱　黄芩
六钱

煮四碗，分四次服。得凉汗，止后服，不渴，止后服。

二十九日　大用辛凉，微合苦寒，斑疹续出如许，身热退其大半，不得再用辛
凉重剂，议甘寒合化阴气，加辛凉以清斑疹。

连翘三钱　玄参四钱　细生地五钱　银花三钱　黄芩二钱　花粉三钱　黄连二
钱　薄荷一钱　麦冬五钱　犀角三钱

煮三碗，三次服。渣再煮一碗服。

大热虽减，余焰尚存，口甘弄舌，面光赤色未除，犹宜甘寒苦寒合法。

连翘三钱　细生地六钱　黄芩三钱　丹皮三钱　玄参四钱　黄连二钱　麦冬五钱　银花三钱

水八碗，煮三碗，分三次服。

初二日　于前方内加：犀角二钱、知母钱半。

初三日　邪少虚多，宜用复脉去桂、枣，以其人本系酒客，再去甘草之重甘，加二甲、丹皮、黄芩。

此甘润化液，复微苦化阴，又苦甘咸寒法。

初四日　尚有余邪未尽，以甘苦合化入阴搜邪法。

玄参二两　黄芩二钱　麦冬八钱　知母二钱　细生地六钱　生鳖甲八钱　银花三钱　丹皮五钱　连翘三钱　青蒿一钱

头煎三茶碗，二煎一茶碗，分四次服。

【评析】

本案吴氏以苦辛通降合甘润化液法治湿温之候。对于湿温病名的阐述，最早出自《难经·五十八难》。《温病条辨·上焦篇》第 43 条中对湿温初起的证候有详细阐述："头痛恶寒，身重疼痛，舌白不渴，脉弦细而濡，面色淡黄，胸闷不饥，午后身热，状若阴虚，病难速已，名曰湿温。"湿温二字，乃湿与温合而发之病，是长夏季节多发的热性病。盖因长夏湿土司令，夏秋之交，感受时令湿热之邪与体内肠胃之湿交阻，酝酿发病。表现有身热不扬、身重酸痛、胸部痞闷、面色淡黄、苔腻、脉濡。其特点是病势缠绵，病程较长，病邪多留连于气分，有湿重于热和热重于湿的不同。病情进一步发展，可以入营入血，发生痉厥、便血等变证。故其施治，或清透宣泄，或清热渗湿，或清血热，或养津液，或以苦寒泻心诸法。本案症见"心下两胁俱胀，舌白，渴不多饮，呕恶嗳气"，辨证属于湿温。故选用生姜泻心汤之苦辛通降法。后病情变化，斑疹已现，气血两燔，故用玉女煎合犀角地黄汤法。症见"面赤，舌黄，大渴，脉沉，肢厥。十日不大便，转矢气，谵语"之际，判断为当下之证，及时采用小承气汤。得大便后，适时护津液，用增液承气合玉女煎法。待"斑疹续出……身热退其大半"之时，再以甘寒合化阴气，加辛凉以清斑疹。后期，邪少虚多，治疗甘润化液，复微苦化阴，又苦甘咸寒法，以复脉汤及青蒿鳖甲汤加减。治疗过程，吴氏很好地把握了症情与病机的变化，理法方药，<u>丝丝入扣</u>。

十一、风温自汗案

【医案】

辛卯三月十五日，崇氏，三十岁，风温自汗，身热，法宜辛凉，最忌发表。

苦桔梗三钱　连翘五钱　芥穗钱半　人中黄二钱　元参五钱　连心麦冬三钱

生石膏一两　黄芩二钱　桑叶三钱　牛蒡子三钱　芦根三钱

煮三杯，分三次服。

十六日　微有鼻衄，于前方内加黑山栀二钱，丹皮三钱，再服一贴。

十七日　风温，疹不透，色反白，脉反带弦，症虽纯阳，而气体虚寒，有陷下之象，需少加反佐。

苦桔梗六钱　人中黄二钱　连翘五钱　银花六钱　藿香叶二钱　芥穗三钱　元参五钱　牛蒡子五钱　僵蚕三钱　薄荷钱半　山川柳二钱　蝉蜕三钱（去头、足）

共为粗末，分八包，一时许服一包，用石膏二两，芦根一两，汤煎。

十八日　心中懊侬闷塞，邪居膈上，于前方内去薄荷、山川柳，加广郁金三钱，香豆豉二钱，再服一帖。

十九日　风温八九日，热减而不解，神识不甚清爽，舌纯黄而不燥，六日不大便，与增水行舟之润下法。

元参二两　连心麦冬一两　细生地一两

煮成四杯，分四次服，以下大便为度。如四次服完不大便，急再作服。

二十日　温病得大便后，左脉弦，右脉洪大，右寸更觉稍大，口渴思凉，下行极而上，邪气还表，此吴又可谓下后脉反数者是也。经谓已得汗而脉尚躁盛，此阴脉之极也。宜兼上焦论治，与气血两燔之玉女煎法。

生石膏二两　炒知母三钱　连心麦冬六钱　细生地六钱　连翘三钱　银花三钱　炙甘草三钱　京米一撮

煮成三大杯，分三四次服用。

二十一日　于前方内去石膏一两，加丹皮二钱，再服一贴。

二十二日　热未尽除，仍渴，再服一贴。

二十三日　大热已退，余焰尚存，仍然渴思凉饮。

生石膏一两　知母四钱（炒）　麦冬连心六钱　细生地六钱　熟五味子一钱　炙甘草三钱　天花粉三钱　京米一撮

煮三杯，分三次服。

二十四日　病减者减其制。

生石膏六钱　知母二钱　生牡蛎五钱　细生地六钱　连心麦冬六钱　炙甘草三钱　京米一撮

煮三杯，分三次服。

二十五日　照原方再服一贴。

二十六、七日　仍服原方。

二十八日　风温邪气已透，真阴未复。少寐心悸，饥不欲食，又数日不大便，与复脉法。

大生地五钱　麦冬五钱（朱砂染）　生白芍四钱　生阿胶三钱　元参四钱　炙甘草三钱　炙龟板五钱　鳖甲四钱

煮三杯，分三次服。

二十九日　于前方内加火麻仁三钱，再服一帖。

三十日　照原方再服一帖。

四月初一　病家自去火麻仁，又服一帖。服四帖后，得黑粪弹若许，次日又出黑粪更多，周身出白㾦，时时有汗，阴足收功。

【评析】

本案吴氏以甘寒滋阴生津法治疗风温自汗营阴耗伤之候。吴氏于《温病条辨·上焦篇》第2条自注中云："温为阳邪……最善发泄，阳盛必伤阴，故首郁遏太阴经中之阴气，而为咳嗽，自汗。"阐明了风温自汗的机制。风温自汗者，其腠理已开，本应热退，但今反身热，此为风热入里也，不可再用发表之剂，本方用荆芥穗、炒牛蒡子意在透表疏风，重在清上中二焦表里之热。患者微有鼻衄，此为热迫于上，灼伤血络。前方内加黑山栀（炒黑山栀）、牡丹皮清热凉血。继而疹不透，当透、当托。疹色反白为有寒。脉反带弦，此处之弦当有内陷之势。诸如荆芥穗、炒牛蒡子、薄荷、西河柳、藿香、蝉蜕，均为温散透托之品。风温八九日，热减而不解，伴神志不清，此为邪传中焦之势，温热伤阴而成便秘，温病便秘为阴亏水不行舟，故予增液汤。吴氏于《温病条辨·中焦篇》第11条方论中论述增液汤配伍："独取元参为君者，元参味苦咸微寒，壮水制火，通二便……麦冬治心腹结气，伤中伤饱，胃络脉绝，羸瘦短气，亦系能补能润能通之品，故以为之佐。生地亦主寒热积聚，逐血痹，用细者取其补而不腻，兼能走络也。"诸药合用，作增水行舟之计，故汤名增液。便虽解，而右脉洪大，右寸更觉稍大，喜凉饮，热势仍张，下行极而上，邪气有还表之势。宜兼从上焦论之，予气血两燔之玉女煎法。方中去石膏一两并加入牡丹皮，石膏苦寒，清气分之热，重在清阳明中焦邪热，牡丹皮清热凉血，已合脉躁盛之意。二十二日热邪未尽，阴为热所煎熬，故患者仍渴，此为阴虚也，饮水以自救之。二十三日大热已退，思冷饮，余焰尚存。故以花粉养阴，五味子配甘草，酸甘化阴，也是酸甘寒养阴化阴法也，更有增阴以抑阳之意。至二十八日，邪气已透，阴未复，当予复脉法。究其方药，为三甲复脉汤加减，以复其阴。

十二、暑温误治逆传心包案

【医案】

丁亥闰五月廿二日，某，暑温误表，致有谵语，邪侵心包，热重面赤，脉洪数。手太阴症为多，宜辛凉芳香，以清肺热，开心包。阳有汗，阴无汗，及颈而还，极大症也。

生石膏一两　连翘三钱（连心）　丹皮三钱　飞滑石六钱　银花三钱　桑叶三钱　细生地五钱　知母三钱（炒）　甘草二钱　苦桔梗三钱

煮三大杯，分三次服。外服紫雪丹五分。

廿三日　脉之洪数者少减，热亦少退，舌心黑滑，大便频溏。暑必夹湿，况体厚本身湿痰过重者乎！议两清湿热。

云苓皮五钱　连翘三钱（连心）　藿香梗三钱　生苡仁五钱　银花四钱　六一散三钱　姜半夏三钱　黄芩一钱　白蔻仁一钱

煮三杯，分三次服。外服紫雪丹五分。

廿四日　脉洪大又减，但沉数有力，伏邪未净，舌中黑滑，耳聋，大便仍频溏。

云苓皮六钱　苡仁五钱　黄芩三钱　姜半夏五钱　连翘三钱　银花三钱　雅连一钱（姜汁炒）　六一散六钱　竹叶三钱

煮三杯，分三次服。外服紫雪丹五分。

廿五日　即于前方内，连翘、银花加至五钱，苡仁加至八钱。紫雪丹仍服五分。

廿六日　热渐退而未尽，脉渐小而仍数，面赤减，大便频数亦少，余邪未尽。

连翘四钱　飞滑石六钱　黄芩三钱　银花四钱　云苓皮六钱　雅连一钱　苡仁五钱　姜半夏五钱　甘草一钱　白蔻一钱（连皮）

煮四杯，分四次服。

廿七日　照前方仍服一贴。

廿八日　即于前方内加桑叶三钱，目白睛赤缕故也。

廿九日　大热虽退，余焰尚存，耳聋，与苦淡法。

银花五钱　飞滑石六钱　丹皮三钱　连翘三钱（连心）　云苓皮六钱　苡仁六钱　雅连一钱（炒）　苦丁茶三钱　桑叶三钱　牡蛎五钱　龙胆草一钱五分

煮四杯，分四次服。

云苓块六钱（连皮）　苡仁五钱　晚蚕沙三钱　杏仁泥三钱　泽泻二钱　益智仁一钱五分　姜半夏三钱　白蔻仁一钱五分　黄芩炭一钱五分　藿香梗三钱　通草一钱

煮三杯，分三次服。

【析评】

本案吴氏以清热利湿、芳香开窍法治疗暑温误表兼素有痰湿之候。《内经》中有病暑之名，而"暑温"之称却由吴鞠通首创。《温病条辨·上焦篇》第22条云："形似伤寒，但右脉洪大而数，左脉反小于右，口甚渴，面赤，汗大出者，名曰暑温，在手太阴，白虎汤主之。"本条论述暑温病初起的证治，方用白虎汤。本案为暑温误汗伤阴之邪逆心包，本当予清热解暑、养阴开窍，然其人热重面赤，脉洪数，好似阳明气分实热证，故非白虎不可。然案载手太阴症多，应肺经病变。《灵枢·经脉》："是动则病肺胀满，膨膨而喘咳……咳，上气喘渴，烦心胸满。"吴氏故予清肺热开心窍，少佐以辛凉之品。阳有汗，阴无汗，原意指上有汗，下无汗，本案指头面有汗，胸腹四肢无汗，汗至颈部以上有汗，颈部以下无汗。故云："及颈而还，邪传心包，紫雪丹必服之。"因热势渐减，故石膏可去，久用有助湿之嫌，更何况暑必夹湿，非急不予之也。直至廿九日复诊，暑热之性难改，总有上乘之势，目赤乃暑热循肝经上窜所致，耳聋乃暑热上扰所致，而非虚也，故应清散苦泄之。至六月初一日复诊，脉静身凉，热已退矣；舌有新白滑苔，湿犹有存者。与三仁汤宣化三焦、通调水道。善后不忘健脾化湿芳香化气，三焦皆宜宣化通达，三仁汤加味。

十三、秋燥案

【医案】

丁亥九月二十八日，李氏，四十岁，六脉阳微之极，弦细而紧，内而饮聚，外而癥瘕，兼之内疝，饮食减少，得食易呕，乃内伤生冷，外感燥金之气而然，以急救三焦之阳与阳明之阳为要。

桂枝三钱　姜半夏六钱　干姜三钱　降香三钱　云苓块五钱（连皮）　苡仁五钱　吴萸一钱五分　川椒炭三钱　广皮三钱　薤白三钱　公丁香一钱　生姜五大片

煮四杯，日三夜一，分四次服。二帖。

三十日　阳虚已久，急难猝复，余有原案。

姜半夏一两　云苓皮五钱　厚朴三钱　小枳实三钱　薤白三钱　川椒炭三钱　广皮五钱　干姜三钱　生姜五大片　公丁香二钱

煮三杯，分三次服。三帖。

十月初三日　如是刚燥，脉仍弦紧，受病太深之故，于前方内去薤白，加川椒炭五钱，再服三帖。

初六日　阳气稍复，痰饮上冲，咳声重浊，昼夜不寐，暂与《灵枢》半夏汤和胃，令得寐。

姜半夏二两　广皮五钱　秫米一合　云苓块五钱

甘澜水十杯，煮成四杯，日三夜一，分四次服。二帖。

初八日　阳微饮聚不寐，与半夏汤已得寐，但六脉无神，阳难猝复，病久而又误用阴柔苦寒之故，一以复阳为要。

姜半夏八钱　桂枝五钱　川椒炭三钱　云苓块六钱　干姜三钱　小枳实二钱　杏仁泥三钱　广皮三钱　炙甘草二钱

甘澜水八杯，煮三杯，分三次服。二帖。

初十日　脉之弦紧者已和，诸见症亦减，但脉仍太细，阳未全复。

姜半夏五钱　桂枝三钱　焦白芍三钱　云苓块五钱　干姜二钱　川椒炭二钱　小枳实钱五分　炙甘草二钱　广皮炭三钱　甘草三钱

煮三小茶杯，分三次服。四帖。

十四日　胃不和则卧不安，饮以半夏汤。脉又弦紧，胃阳为痰饮所困，皆日前过伤生冷之故。

姜半夏二两　公丁香一钱五分　秫米一合　川椒炭三钱

煮三杯，分三次服。二贴。

十七日　痰饮喘咳不得卧，周身觉冷，脉弦紧，阳虚极矣。

姜半夏一两　桂枝五钱　干姜四钱　小枳实五钱　杏仁四钱　广皮五钱　川椒炭三钱

煮三杯，分三次服。此方服至二十余贴，或作或止。后以蠲饮丸收功。

【评析】

本案吴氏以温燥祛寒助阳、和胃健脾之法，治疗素有阳虚兼外感寒燥之候。"三焦之阳"，气之所终，水谷之道；指三焦六脉之阳，"阳明之阳"，阳明之阳络也。阳明之阳，又称"害蜚"，六经皮部之一，阳明皮部名。"害"古与"盍""阖"通，应读作"阖"。"蜚"指阳气飞动之意。阳经从阳明为阖，故称"害蜚"。《素问·皮部论》："阳明之阳，名曰害阖，上下同法，视其部中有浮络者，皆阳明之络也。"意在手足阳明经循行部位上所见到之浮络都属于阳明络，而浮络之外皮肤，即为阳明皮部。案中急救三焦之阳与阳明之阳为要。阳欲脱、欲极，也可理解阳气飞动欲罢、欲离、欲散之危象，并非指阳明之络，是指应急当救三焦阳明之阳。本案病机为素喜生冷，脾阳内困，中焦不运，生痰聚饮，复感燥气（秋感寒燥之气），故以温燥祛寒助阳、和胃健脾为法演变组方。关于凉燥的论述，吴鞠通在《温病条辨·补秋燥胜气论》中有记载："若治燥病，则以凉投凉，必反增病剧。殊不知燥病属凉，谓之次寒，病与感寒同类。经以寒淫所胜，治以甘热，此但燥淫所胜，平以苦温，乃外用苦温辛温解表，与冬月寒冷而用麻、桂、姜、附，其法不同，其和中攻里则一，故不立方。"凉燥病多发生在深秋季节，是因外感凉燥邪气而发的病变，它虽然属秋燥病，但邪气性质是凉，故本案应用辛温之品解散表邪。又因"阳微"聚饮脾胃阳伤，故予辛甘温健脾散寒助运为法，佐以通腑之味，实为宣化三焦、温利肃肺，以蠲饮丸收功。

十四、冬温案

【医案】

丙寅十一月初一日，某，冬温，脉沉细之极，舌赤面赤，谵语，大便闭。邪机纯然在血分之里，与润下法。

细生地六钱　元参六钱　粉丹皮三钱　生大黄五钱　麦冬六钱（不去心）　生甘草二钱　元明粉一钱

煮三杯，先服一杯，得快便，止后服。外服牛黄清心丸二丸。

初二日　冬温谵语神昏，皆误表之故。邪在心包，宜急急速开膻中，不然则内闭外脱矣。大便闭，面正赤，昨因润下未通，经谓下不通者死，非细故也。得药则呕，忌甘也。先与牛黄清心丸二三丸，以开膻中；继以大承气汤攻阳明之实。

生大黄八钱　元参八钱　老厚朴二钱　元明粉三钱　丹皮五钱　小枳实四钱

煮三杯，先服一杯。得便，即止；不便，再服。

【评析】

本案吴氏以养阴攻下、化痰开窍法，治疗冬温里热腑实兼有谵语之候。冬应寒而反温，故发热病，名为冬温。冬温里热腑实证，可予增液承气汤以养阴增液、泄热通便，因有舌赤面红有入血之象，故加牡丹皮。本案中生大黄用至五钱，量大，故加甘草以缓之，便通即止服不可过服，此乃急下存阴之法也。谵语者，已有扰心之势，宜清热解毒、开窍宁心，故予牛黄清心丸。一诊不应，神昏谵语，阳明腑实，予大承气佐增液之味，更予牛黄丸。牛黄清心丸有局方牛黄清心丸（《太平惠民和剂局方》）卷一方，治诸风缓纵不遂，语言謇涩，心神恍惚。万氏牛黄丸或万氏牛黄清心丸（《痘症世医心法》）卷十一方，功用为清热解毒、开窍醒神。牛黄丸有《太平圣惠方》卷八十五方，由于组方不同，有二方：①牛黄、炒蝉蜕、大黄、黄芩、龙齿等组成，功能清热化痰、息风止痉。②牛黄、天竺黄、犀角、黄连、川芎、人参、茯苓、丁香、钩藤、龙齿等组成，治小儿急慢惊风。《小儿药证直诀》卷下方载牛黄丸治小儿疳积，《婴童百问》卷二方中牛黄丸治风痫逆闷，搐搦涎潮，卷四方牛黄丸治肝受惊风，眼目疼痛。《审视瑶函》卷四方：牛黄丸，治小儿双目睛通（斗视）；《医宗金鉴·幼科心法要诀》卷五十一方牛黄丸，治小儿痰盛急惊风。

十五、温热发疹案

【医案】

长氏，二十二岁，初四日，温热发疹，系木火有余之证，焉有可用足三阳经之羌防柴葛，诛伐无过之理，举世不知，其如人命何？议辛凉达表，非直攻表也；芳香透络，非香燥也。

连翘六钱　银花八钱　薄荷三钱　桔梗五钱　元参六钱　生草二钱　牛蒡子五钱　黄芩三钱　桑叶三钱

为粗末，分六包，一时许服一包，芦根汤煎。

初五日　温毒脉象模糊，舌黄喉痹，胸闷渴甚。议时时轻扬，勿令邪聚方妙。

连翘八钱　银花一两　薄荷三钱　元参一两　射干三钱　人中黄三钱　黄连三钱　牛蒡子一两　黄芩三钱　桔梗一两　生石膏一两　郁金三钱　杏仁五钱　马勃三钱

共为粗末，分十二包，约一时服一包，芦根汤煎。

初六日　舌苔老黄，舌肉甚绛，脉沉壮热，夜间谵语，烦躁面赤，口干唇燥，喜凉饮。议急下以存津液法，用大承气减枳朴辛药，加增液润法。

生大黄八钱　元明粉四钱　厚朴三钱　枳实三钱　元参三钱　麦冬五钱　细生地五钱

煮三杯，先服一杯，得快便止后服。不便或不快，进第二杯，约三时不便，进第三杯。

初七日　其势已杀，其焰未平，下后护阴为主，用甘苦化阴。

细生地八钱　黄芩二钱　元参三钱　生草一钱　丹皮五钱　麦冬六钱　黄连钱半

煮三杯，分三次服。渣煮一杯，明早服。

初八日　脉浮邪气还表，下行极而上也。即于前方内加连翘三钱、银花三钱，去黄连。

初九日　脉仍数，余焰未息，口仍微渴，少用玉女煎法，两解气血伏热。

细生地　生甘草　麦冬　连翘　元参　银花　生石膏　知母

各等分，服法如前。

初十日　脉沉微数，自觉心中躁，腹中不爽，舌上老黄苔，二日不大便，议小承气汤微和之。

生大黄三钱　厚朴三钱　枳实二钱

水五杯，煮二杯，先服一杯，得利止后服，不快再服。

【析评】

本案吴氏以辛凉宣透解毒通下法，治疗温热发疹大便不通兼有谵语之候。温热本为火热之邪，其行炎上，迫血妄行，故可见发疹。温热发疹治则为辛凉达表、芳香透络，方用银翘散加减法。如《温病条辨·上焦篇》第16条中所述："太阴温病，不可发汗，发汗而汗不出者，必发斑、疹……发疹者，银翘散去豆豉，加细生地、丹皮、大青叶、倍元参主之。"若症见"舌黄喉痹，胸闷渴甚"，此为热邪伤阴，阴不上奉，则咽喉不利，加射干、马勃清热解毒、祛痰利咽，人中黄、生石膏清热、凉血、解毒，郁金清心凉血，杏仁润肺止咳。症见"舌苔老黄，舌肉甚绛，脉沉壮热，夜间谵语，烦躁面赤，口干唇燥"，此为火热炽盛，热扰神明，故其人夜间谵语，烦躁面赤，热极伤阴，故其人口干唇燥，应予"急下存阴法"以泻热通腑，方用大承气减枳实、厚朴。"下后护阴为主，用甘苦化阴"，常用玉女煎方，解气血两燔。

十六、治温毒案

【医案】

王氏，二十三岁，甲子五月十一日，温毒颊肿，脉伏而象模糊，此谓阳证阴脉耳，面目前后俱肿，其人本有瘰疬，头痛身痛，谵语肢厥，势甚凶危，议普济消毒饮法。

连翘一两二钱　牛蒡子八钱　银花两半　荆芥穗四钱　桔梗八钱　薄荷三钱
人中黄四钱　马勃五钱　玄参八钱　板蓝根三钱

共为粗末，分十二包，一时许服一包，芦根汤煎服，肿处敷水仙膏。用水仙花根去芦，捣烂敷之，中留一小口，干则随换，出毒后，敷三黄二香散。三黄二香散：黄连一两、黄柏一两、生大黄一两、乳香五钱、没药五钱。

上为极细末，初用细茶汁调敷，干则易之，继用香油调敷。

十二日　脉促，即于前方内加：生石膏三两、知母八钱。

十三日　即于前方内加：犀角八钱、黄连三钱、黄芩六钱。

十四日　于前方内加：大黄五钱。

十五日　于前方内去大黄，再加：生石膏一两。

十六日　于前方内加：金汁半茶杯，分次冲入药内服。

十八日　脉出，身壮热，邪机向外也。然其势必凶，当静以镇之，勿事慌张，稍有谵语，即服：牛黄清心丸一二丸。其汤药仍用前方。

二十日　肿消热退，脉亦静，用复脉汤七贴，痊愈。

【评析】

本案吴氏以清热解毒、疏风散邪法治温毒颊肿之候。本案系温毒颊肿，治疗思路明确，使用方药对证，故见效明显。其中普济消毒饮，出自《东垣试效方》。属于清热解毒类，具有清热解毒、疏风散邪作用。主治大头瘟，乃感受风热疫毒之邪，壅于上焦，发于头面所致。吴氏《温病条辨·上焦篇》第18条对此方有减味运用："温毒咽痛，喉肿，耳前耳后肿，颊肿，面正赤，或喉不痛，但外肿，甚则耳聋，俗名大头温、虾蟆温者，普济消毒饮去柴胡、升麻主之。初起一二日，再去芩、连，三四日加之佳。"风热疫毒上攻头面，气血壅滞，致头面红肿热痛，甚则目不能开；温毒塞滞咽喉，则咽喉红肿而痛；里热炽盛，津液被灼，则口渴；初起风热时毒侵袭肌表，卫阳被郁，正邪相争，故恶寒发热；舌苔黄燥，脉数有力均为里热炽盛之象。疫毒宜清解，风热宜疏散，病位在上宜因势利导。疏散上焦之风热，清解上焦之疫毒，故法当解毒散邪兼施以清热解毒为主。三黄二香散，出自吴氏《温病条辨》，治疗"温毒"，本方用黄连、黄柏、生大黄泻火解毒，用乳香、没药活血散瘀、消肿止痛，全方具有清火解毒、消肿止痛等作用。本方现代常用于治疗颜面丹毒、流行性腮腺炎、带状疱疹，取得良好效果。

主要参考书目

［1］（清）吴瑭．温病条辨［M］．北京：人民卫生出版社，2012.

［2］周仲瑛，于文明．中医古籍珍本集成，温病卷．影印本．温病条辨［M］．长沙：湖南科学技术出版社，2014.

［3］谷晓红，马健．温病学说理论与实践［M］．北京：中国中医药出版社，2017.

［4］马健．温病学［M］．北京：中国中医药出版社，2016.

［5］谷晓红，冯全生．温病学［M］．北京：人民卫生出版社，2016.

［6］刘景源．温病条辨通俗讲话［M］．北京：中国中医药出版社，2008.

［7］杨进．温病条辨导读［M］．北京：人民军医出版社，2008.

［8］方药中．温病条辨讲解［M］．北京：人民卫生出版社，2007.

［9］孟澍江．孟澍江温病学讲稿［M］．北京：人民卫生出版社，2009.

［10］（清）叶子雨．增补评注温病条辨［M］．上海：科技卫生出版社，1958.

［11］（清）坐啸山人．诊验医方歌括［M］．上海：上海科学技术出版社，2004.

［12］中医研究院．岳美中医案集［M］．北京：人民卫生出版社，1978.

［13］彭建中，杨连柱．赵绍琴临证验案精选［M］．北京：学苑出版社，1996.

［14］董建华，王永炎．中国现代名中医医案精华［M］．北京：北京出版社，2002.

［15］吴佩衡，吴生元，吴元坤．吴佩衡医案［M］．北京：人民军医出版社，2009.

［16］何廉臣．全国名医验案类编［M］．上海：上海科学技术出版社，2003.

［17］张汉符，医方经权［M］．南宁：广西科学技术出版社，2008.

［18］陈明，刘燕华．刘渡舟临证验案精选［M］．北京：学苑出版社，1996.

［19］何任．何任临床经验辑要［M］．北京：中国医药科技出版社，1998.

［20］（清）张璐．千金方衍义［M］．北京：中国中医药出版社，1995.

［21］张文选．温病方证与杂病辨治［M］．北京：人民卫生出版社，2007.

［22］陈明，郭秀丽．温病名方验案说评［M］．北京：学苑出版社，2001.

［23］戴佛廷编．古方医案选编［M］．成都：成都中医学院，1979.

［24］单书健．古今名医临证金鉴［M］．北京：中国中医药出版社.2010

［25］丁甘仁．丁甘仁医案［M］．上海：上海科学技术出版社，1960.

［26］杨进，吴成．孟澍江中医学术集萃［M］．北京：北京科学技术出版社，2000.

［27］浙江省中医研究所．近代名医学术经验选编：范文甫专辑［M］．北京：人民卫生出版社，1982.

［28］门纯德．门纯德中医临证要录［M］．北京：人民卫生出版社，2010.

［29］（清）张秉成．成方便读［M］．北京：学苑出版社，2010.

［30］（清）吴谦．删补名医方论［M］．北京：学苑出版社，2013.

［31］（清）陈廷儒．诊余举隅录［M］．北京：中国中医药出版社，2015.

［32］李士懋，田淑霄．平脉辨证经方时方案解［M］．北京：中国中医药出版社，2012.

［33］方药中．温病汇讲［M］．北京：人民卫生出版社，1986.

［34］赵绍琴．赵绍琴医学全集［M］．北京：北京科学技术出版社，2012.

［35］邓铁涛．邓铁涛医集［M］．北京：人民卫生出版社，1995.

［36］董建华．中国现代名中医医案精华［M］．北京：北京出版社，1990.

［37］（清）叶天士．临证指南医案［M］．北京：中国医药科技出版社，2011.

［38］蒲辅周，高辉远整理．蒲辅周医案［M］．北京：人民卫生出版社，1975.

［39］（清）吴瑭．吴鞠通医案［M］．北京：人民卫生出版社，1985.

［40］王兆凯，王兆军．吴鞠通医案析评［M］．北京：中医古籍出版社，2012.

［41］宋恩峰，黄廷荣．吴鞠通经典医案赏析［M］．北京：中国医药科技出版社，2015.